教育部2014年度人文社会科学研究规划基金项目（14YJA720007）
"患者道德权利与和谐医患关系的建构"、
滨州医学院医学人文研究中心项目
"我国医患关系生态现状与重构"部分研究成果

WOGUO HEXIE YI-HUAN GUANXI DE JIANGOU

我国和谐医患关系的建构

王晓波◎著

U0393962

西南交通大学出版社
·成都·

图书在版编目（ＣＩＰ）数据

我国和谐医患关系的建构 / 王晓波著. —成都：
西南交通大学出版社，2014.9
ISBN 978-7-5643-3383-6

Ⅰ. ①我… Ⅱ. ①王… Ⅲ. ①医院－人间关系－研究
－中国 Ⅳ. ①R197.322

中国版本图书馆 CIP 数据核字（2014）第 204538 号

我国和谐医患关系的建构

王晓波　著

责 任 编 辑	罗爱林
封 面 设 计	墨创文化
出 版 发 行	西南交通大学出版社 （四川省成都市金牛区交大路 146 号）
发行部电话	028-87600564　028-87600533
邮 政 编 码	610031
网 址	http://www.xnjdcbs.com
印 刷	成都蓉军广告印务有限责任公司
成 品 尺 寸	148 mm×210 mm
印 张	6.25
字 数	202 千字
版 次	2014 年 9 月第 1 版
印 次	2014 年 9 月第 1 次
书 号	ISBN 978-7-5643-3383-6
定 价	25.00 元

序　言

党的十八大报告提出，社会和谐是中国特色社会主义的本质属性，要最大限度地增加和谐因素，增强社会创造活力，确保人民安居乐业、社会安定有序、国家长治久安。当前，医患关系已是现代社会最重要的人际关系之一，在构建社会主义和谐社会中占据着重要位置。

救死扶伤、治病救人是每一位医务工作者的神圣使命，仁心妙术、大医精诚更是医者的终身追求。在不同的发展时期，受到深化医疗体制改革、社会保障体系完善、社会开放程度加深和公民权利意识觉醒等因素的影响，政府、医院、社会、传媒和患者之间的关系，特别是医患关系成为社会的焦点、热点和难点。

许多医者在社会上享有较高的荣誉，如感动中国的百岁仁医胡佩兰、肝胆外科专家吴孟超，又如国家最高科技奖获得者神经外科专家王忠诚、内科血液专家王振义。但伤医事件频发、医患信任缺失、医药腐败触目也给这个群体带来了创伤和忧虑，如何破解困局、如何重塑和谐、如何谋划长远，这些都是我们每一位医学院校管理者、教育者和医务人员应当主动求索的重要问题。

《我国和谐医患关系的建构》是在这一特殊时期的一本优秀学术专著，在对医患关系基本理论、基本问题解读的基础上，比较客观、全面地揭示了我国医患关系的现状，深入剖析了导致医患关系困局的原因，从"深化医疗卫生体制改革""重塑医学人文精神""建构有效的医患沟通""建立健全医疗卫生法律制度""建设高水平的医院文化"等维度提出破解医患关系困局、建构和谐医患关系的路径与措施，具有较强的针对性、实践性和创新性，对研究和解决深化医药卫生体制改革前进道路上的问题有着很好的参考价值。

（题序者为滨州医学院党委书记）

刘树琪

2014 年 8 月 10 日

目 录

第一编 认识医患关系

第一章 医患关系概说

自从有了人类社会，就出现了医疗行为，而有了医疗行为，就必然产生医患关系。古代医学产生以来，人们就从来没停止过对医患关系问题的思考，医患关系始终是生命伦理学的核心问题和现实存在。西方著名的医学史家西格里斯曾经指出，"每一种医学行动始终涉及两类人：医生和患者，或者更广泛地说，医学团体和社会，医学无非是这两类人多方面的关系"，他明确指出了医患关系在医学中的重要地位。今天，医患关系越来越成为一种重要的人际关系与社会关系被昭显到亮处，受到人们的广泛关注。妥善处理医方与患方之间发生的各种问题，成为医疗机构日常工作中必须面对的重要工作，也是每一位医务工作者需要具备的基本素质。

一、医患关系概念解读

（一）医患关系的含义

20世纪90年代以来，医患关系一直是我国医学与社会学界研究的热门话题，学者们从多个视角对医患关系这一概念做出阐释，例如:"医患关系实际上应该是指以医生为主体的人群与以'求医者'为中心的人群之间的关系","医患关系就是医方与患方之间的关系,是医治者为消除患者疾病,促进健康的目的而建立起来的一种特殊人际关系","医患关系是以医务人员为一方,以患者及家属为一方在诊断、治疗,护理过程中结成的人际关系",等等。① 随着研究的逐渐深入,越来越多的学者提出医患关系有广义与狭义之分,从两个维度对医患关系的内涵进行解读。本书也持相同的观点,认为狭义的医患关系特指医生与患者之间在诊疗过程中发生的各种关系,这是医患关系最基本的内涵,也是传统的医患关系。广义的医患关系是指以医务人员(医生、护士、医技人员)为主体的群体与以患者为中心的群体之间所建立起来的人际关系,其中的"医"不仅指医生,还包括护士、医技人员、医院管理人员和后勤服务人员等群体;"患"不仅指患者,还包括与患者相关联的家属或监护人、单位代表人等群体,这也是近现代所指的医患关系。

"狭义"与"广义"说能够更全面、准确地揭示现代医患关系的内涵。因为,尽管医生与患者作为最主要的参与者,但是与古代医患关系中医生作为个体存在相比,现代医患关系中医生是医疗机构的代表,严格意义上的医方主体是医疗机构而非医生本人,而且代表医疗机构与患者发生关系的不限于医生,还包括护士、医技人员,甚至包括管理人员和后勤服务人员。从患方角度看,有权代表患者与医疗机构发生关系的,除了患者本人,还包括其家人、亲属、监护人或单位等。"狭义"与"广义"说已经成为学术界从一般意义上对医患关系概念进行解读的通说。

(二)医患关系的基本类型

根据内容的不同以及与诊疗行为的实施是否存在直接联系,医患关系一般被分为医患技术关系和医患非技术关系。

---

① 曹永福. 医患关系的伦理和法律属性比较研究 [J]. 医学伦理学,2001(1):6-7.

1．医患技术关系

医患技术关系是指医务人员和患者在确定、实施医疗方案与医疗措施的过程中建立起来的行为关系。例如，医生询问患者既往病史，进行量体温、测血压、号脉搏等活动，患者予以积极配合；医生与患者共同商讨具体的治疗方案；护理人员根据医嘱给患者打针、吃药，等等。医患技术关系是医务人员与患者之间发生和维持各种关系的前提和基础，在很大程度上体现了医患双方在医疗活动中所处地位和扮演角色的不同。1976年，美国学者萨斯（Thomsas Szasz）和霍伦德（Mare Hollender）在《医学道德问题》杂志上发表《医患关系的基本模式》一文，依据诊疗过程中医生与患者各自的地位以及主动性大小，将医患关系分为三种模式：

（1）主动－被动型。这是一种古老的医患关系模式，在目前仍被人们所接受。这种模式的特点是，在医疗活动中医患双方之间不是双向作用，而是医生单向地对患者发生作用，医务人员处于完全主动地位，患者处于完全被动地位。医生根据患者的病情，运用所学专业知识与技能对患者的病情做出职业判断，决定采取何种具体的诊疗措施和手段；患者严格遵守医嘱，被动地接受这些措施与手段。这种模式的医患关系类似于父母与幼年子女之间的关系，有利于充分发挥医务人员的积极作用，却忽视了患者的主观能动性及个人意愿，对于具有自主能力的患者不仅会影响诊疗效果，同时也不利于患者自主性权利的实现。在今天，这种医患关系主要见于患者在昏迷、休克、严重精神病、严重智力低下以及婴幼儿等难以表达个人意志的状况之下。

（2）指导－合作型。这是现代社会最广泛存在的一种医患关系模式。这种模式的特点是，医患关系是一种弱双向关系，医患双方在医疗活动中的地位都是主动的，但是双方地位并不完全平等，仍以医务人员为主，医生有权威性，充当指导者，患者可以述说病情、反馈治疗效果信息、提出要求和建议，但患者的行为必须以配合医生、执行医生的意志为前提。这种模式广泛地适用于大多数患者，能够较好地发挥医患双方的积极性、主动性，有利于提高诊疗水平、达到较好的诊疗效果，并有助于及时地纠正医疗过错。该模式在主动－被动型模式的基础上前进了一大步，是目前我国医学界大力实施的医患关系模式。

（3）共同参与型。这种模式是指在医疗活动中，医务人员和患者都具有近似同等的权利和地位，患者不仅要与医生合作、配合医生实施诊治，而且还可以提出自己的意见与看法，与医务人员共同制订具体的医疗方案。在这种模式中，医患之间的作用是双向的，改变了患者一味被动接受救治的局面，有利于在诊疗方法和效果方面达到双方满意，增进医患之间的了解，促进和谐医患关系的建立。但是，由于医患双方医学专业知识水平存在明显差距，大多数患者不太适合这种医患关系模式。目前该模式主要适用于慢性病患者或者早期癌症患者，而且往往需要患者具备一定的医学知识。

萨斯（Thomsas Szasz）和霍伦德（Mare Hollender）提出的以上三种医患关系模式，在特定的范围内是正确的、有效的，对于科学认识地医患关系特征、把握医患关系中存在的问题，具有重要意义。

在我国，有的学者把医患关系分为权威模式、协作模式和消费模式，贴切地反映了我国医疗工作与医患关系的实际。权威模式相当于萨斯霍伦德模式中的前两种情形：医生具有较大的权威，可以根据患者的病情自主进行职业判断，采取相应的治疗措施，患者只是配合医生，被动地接受治疗。由于传统医学模式的影响，以及患者医学专业知识的匮乏，时至今日，权威模式仍然是我国最为广泛存在的一种医患关系模式。协作模式近似于萨斯霍伦德模式中的第三种情形：在诊疗过程中，医患双方地位平等，互相配合与协作，共同探讨病情，一起确定治疗措施，并且在治疗过程中双方密切沟通，及时调整与完善治疗方案。消费模式似乎是我国特有的一种现象，主要发生在享受公费医疗待遇的部分领导干部或者某些一夜暴富的有钱人身上。他们不是根据病情需要接受治疗以及享受相应的医疗服务，而是把到医院看病当成一种消费形式，大肆挥霍所掌握的权力与金钱，从而造成医疗资源的极大浪费。

2. 医患非技术关系

医患非技术关系是指在整个医疗过程中，由于医患双方受到社会、心理、经济等因素的影响，所形成的道德关系、法律关系、经济关系、价值关系、文化关系等。通常说的服务态度、医疗作风、人文精神就属于医患关系的非技术方面。

（1）医患道德关系。医患关系首先是一种道德关系。医疗卫生工作以救死扶伤、防病治病为宗旨，必然要求医务人员遵守以人为本、忠于职守、平等待患、精益求精等道德原则与规范。医疗工作具有很强的专业性，医患双方信息严重不对称，要求医务人员必须高度忠实于患者的信赖与托付，最大限度地践行治病救人原则与维护患者权益。而且，医务人员对患者实施诊疗的效果如何，不仅取决于医务人员的专业技术水平，更取决于医务人员的职业道德操守与医学人文素养。就患者而言，尊重医务人员的辛勤劳动，自觉维护正常的医疗秩序，积极配合医务人员的诊断与治疗，不论在道义上还是法律上，都是一项基本的义务。

（2）医患法律关系。现代社会，世界各国几乎无一例外地运用法律调整医患关系，越来越多的医疗活动被纳入法律规定的范围之中，从而决定了医患关系的法律属性。在医疗活动中，患者寻求医疗帮助与医务人员提供医疗服务应该依照法律规定进行。当因为医务人员的行为不当侵害了患者的正当权益时，患者可以依法要求追究当事人的相关责任，获得相应的赔偿。此外，患者在就医过程中也应该遵守法律规定，受到法律的约束，那些扰乱医疗秩序、损坏医院公私财产、威胁医务人员人身安全的行为理应受到法律的惩处。

（3）医患经济关系。这是指在患者就医过程中，医患双方为实现各自的正当利益，发生经济往来，从而形成的一种人际关系。其中，医务人员付出体力与脑力劳动，为患者提供医疗服务，应该获得合理的劳动报酬；患者接受医务人员提供的医疗服务与帮助，使病痛得以解除，身体得到康复，实现了健康利益，应该支付必要的医疗费用。

（4）医患价值关系。在医疗活动中，医患双方从各自的角度实现了自身的价值。对医务人员来说，通过运用医学知识和技能为患者提供医疗服务，除了获取应有的报酬外，还维护了患者的生命健康权，完成了患者"健康所系、性命相托"的神圣使命，从而得到患者与社会的尊重与认可，使自身价值得到体现。作为患者，经过医务人员的医疗帮助，疾病得以痊愈，身体恢复健康，可以重新为社会与他人做出贡献，同样也实现了个人价值。

（5）医患文化关系。在医疗活动中的医务人员与患者，都是在一定文化中存在的个体，医患之间的关系也必然是一种文化关系。医务人员的价值理念、服务态度、服务方式与方法都体现了某种文化的要求与特征。例如，"一切为了患者"就是一种积极的科学的医院文化，符合医疗卫生事业发展的需要。患者对医务人员的理解、尊重与宽容，对疾病乐观豁达的态度，也折射出自身积极向上的价值观与文化观。实现医患关系的和谐，文化关系的建构是不可或缺的一个重要方面。

医患之间的非技术关系，是医患关系中最基本、最重要的方面。作为医患关系主导者的医务人员，应该对建构和谐的医患关系承担主要责任。患者对医务人员、医院是否满意，主要不在于医生诊断与治疗处置的优劣，而常常是看医务人员是否耐心，是否认真，是否抱着深切的同情，是否尽了最大的努力。尤其在现代社会，心理、社会因素在疾病产生与发展中所起的作用越来越大，医学模式演变为"生物－心理－社会模式"，医务人员耐心倾听患者的诉说，在更加广泛的心理、社会方面给患者以帮助与关心，显得尤为重要。

二、医患关系的性质

医患关系是一种人际关系，也是一种历史关系，在社会发展的不同历史时期，这种关系所呈现的性质与特征不尽相同。从最初服务于氏族与部落的巫医，到具有独立行医能力的个体职业者，再到失去部分独立性、承担着重要社会功能的职业群体，医生和患者之间的关系始终处在不断变动的状态中。基于这种变动，人们对医患关系的性质见仁见智，做出不同的解释。目前，在理论界最具有影响的主要有三种观点：第一种是传统的合作关系；第二种是以信任托付为基础的契约关系；第三种是买卖服务关系，认为患者是医疗服务的消费者，医务人员是医疗服务的供给者，患者的消费需求通过医务人员的有偿服务得以实现。

（一）传统的合作关系

传统的合作关系指以对抗疾病为目标的亲密合作关系。这种对医患关系的认知历史悠久，由于比较符合医者救死扶伤的天职，因此最容易被大众所接受。根据这种观点，医生与患者之间是亲密合作的伙伴关系，其共同的敌人是疾病，快速有效地战胜病魔、实现患者康复是医患双方共同努力的目标。

维系亲密合作的医患关系，主要依靠伦理、道德的约束作用，医患双方也有各自需要遵守的道德要求和行为准则。对于医务工作者来说，应该视治病救人为天职，自从他们步入医学院校的那一刻，就肩负起挽救生命、消除病痛、恢复与促进健康的神圣使命，其后所接受的长时间的专业知识训练、临床经验积累也是为了能够更好地实现这一目标。因而，医务人员应该具备较高的职业道德素养，重视医生的道德品质要求一直是医学的传统。在我国，"医者仁心""医乃仁术"一直是传统医学的基本命题，历朝历代的医者依靠医学伦理道德规范自己的行为，名垂青史的大医、名医更是践行医学伦理道德的典范。在西方国家，医务人员源于宗教角色的转化与职业化，具有宗教教义色彩的医德规范得到每一个从业者的高度认同。正如1969年世界医学大会以《希波克拉底誓言》为蓝本形成的《日内瓦宣言》对医务人员提出的："我将用我的良心和尊严来行使我的职业。"

在今天，社会的发展，特别是市场经济大潮的冲击使医患关系在内容与形式上呈现出新的特征，但是医疗卫生行业的宗旨、目标不会改变，广大医务工作者仍然应该传承"大医精诚""仁心妙术"

等美德，不被经济利益的诱惑所侵蚀，提高医德认识，培养医德情感，锤炼医德意志，坚定医德信念，形成医德习惯，赢得患者的信任和支持。从患者的角度出发，既然求助于医生，依靠医务人员的帮助获得健康利益，就要给予医生充分的理解和支持，对医生予以最大限度的配合。在治疗疾病过程中，有时候医生的某些治疗行为在患者眼中不能充分适应自身的需要，或者由于信息沟通的不顺畅，医务人员的行为让患者产生了某些疑问，但不容否认的一点是医务人员对于医疗信息的把握和运用比患者自身更有效率，也更加安全，在治疗过程中患者并不一定比医生更加了解自己。一般情况下，对工作的肯定、真诚信任与托付就是对医生的最好支持，也更能激发医生的工作热情和干劲。只要没有充分、有力的证据，患者就不应对医生的工作提出怀疑与非难。因此，和谐、亲密的医患关系需要医患双方的共同努力，唯有真正建立彼此间的信任关系，才能提高治疗效果，达到解除病痛、治病救人的终极目标。

（二）以信任托付为基础的契约关系

"契约关系说"认为，医患关系发生在作为患者的自然人与提供医疗服务的社会机构医院及工作人员之间，属于民事关系范畴。具体地说，医患关系是一种以信任托付为基础的契约关系，或者称之为委托合同关系。

首先，医患关系建立在对称的基础之上，即医患双方地位平等，医方尊重患者的医疗权与其他相关权利，对所有患者一视同仁地提供医疗服务，患者自觉自愿地接受医务人员的治疗，尊重医务人员的劳动，并密切配合诊治，双方共同完成维护患者健康的任务。其次，医患关系是一种委托代理关系。在医患关系中，患者需要得到高质量、高水平的医疗服务，但是由于其在医学专业知识和技能方面的欠缺，常常对医疗服务的具体信息知之甚少，而医生作为医疗服务的专门提供者充分了解医疗服务的全部信息，可以满足患者的需求。因此，患者作为委托人，医生是代理人，患者寻医治病的过程就是其委托医生选择治疗方案进行救治，医生接受患者的委托、代替患者做出一切诊疗决定并付诸实施的过程。由于医患双方信息占有的严重不对称，医生（医疗机构）掌握着医疗资源的使用权，患者权益可能受到无良的医务人员的侵害，无法取得预期的利益，因而需要通过加大对医疗行为的监控，建立合理的医生收入制度与绩效考核体系。最后，医患关系应该建立在高度信任的基础之上。正是因为医患双方对信息占有的不对称，患者通常是医学知识的门外汉，所以对于疾病治疗方案的确定、治疗方法与手段的选择，只能被动地接受医生的安排。作为医务人员，必须严格忠实于患者的托付，做到视患如亲，想患者之所想，急患者之所急，履行好"健康所系、性命相托"的神圣职责。

（三）有偿消费性质的买卖服务关系

在市场经济高度发达的现代社会，一切东西都容易被视为商品形式而存在，医疗服务也不例外。随着社会的发展特别是生产、生活方式的变化，人们的医疗健康需求急剧增长，大量高新科学技术不断应用于医疗健康领域，成为医疗行为日益商业化的催化剂。越来越多的人自觉或不自觉地倾向于把医疗行为活动等同于商业行为，将医患关系视为消费关系，并尝试用消费关系的法则来对待和处理医患关系。

这种"消费关系说"的核心观点就是将诊疗活动视为一种"交易"或"买卖"行为，等同于一种消费行为，将一般消费品市场上适用的供求关系法则套用在医疗市场中，认为只要患者在医院支付了相关费用，就应该有权像普通消费者在商场购买商品一样，享受到100%满意的服务。当患者的消费权益受损时，也可以依据《中华人民共和国消费者权益保护法》（简称《消费者权益保护法》）解决医疗纠纷，使患者权利得到救济与保护。在我国司法实践中，一些省市出台了相关的法律法规，将医患关系纳入到消费者权益保护法领域。例如2000年10月29日，浙江省人大常委会修订的《浙江省实施〈中华人民共和国消费者权益保护法〉办法》第二十五条、第二十六条，都明确把医患关系纳入《消费者权益保护法》的调整范围。在美国，患者作为消费者的身份也得到法律的支持。早在1962年，美国国会通过的消费者权利法案就包含了保护消费者健康的一些基本原则，从而加速了医患关系的商品化。

总的说来，以上三种学说都有可取之处，同时也存在明显的缺陷。"亲密合作关系"说是传统社会条件下医患关系状况的生动写照，揭示了医患之间互相配合、密切协作的内容与要求，突出强调医务人员的职责与使命所在，要求医务人员具备较高的职业道德品质与道德修养，对于实现医疗工作宗旨、建构和谐医患关系具有重要的意义。但是，该种观点并未完全厘清医患关系的内涵，主要表现在：关注医务人员（医院）的义务与责任而忽视其应该享有哪些权利，对于患者的义务过于轻描淡写。更何况，依靠法律调整医患关系已经成为世界各国的成功经验，法律在我国医疗卫生事业发展中扮演越来越重要的角色，像传统社会那样主要依靠伦理道德的约束来维系医患之间的亲密合作已经显得有些苍白无力。此外，在市场经济和我国目前的医疗制度框架下，医患关系非常复杂，在医患之间的利益关系被人为放大的同时，"医者仁心"的本性也在逐渐弱化，医患关系绝非"合作"二字就可以简单概括。"契约关系说"与"消费关系说"都把医患关系视为一种合同关系，明确了医患双方的民事主体身份与平等地位，确认了各自的权利与义务，在对医患关系性质的界定上具有合理性与进步性，有利于运用法律解决医患纠纷。然而，如果仅仅视医患关系为一般意义上的民事合同关系，就意味着医疗机构只是作为普通的经营者，与一般企业与商家无异，能够以追求经济利益最大化为主要目标。由此，医疗机构"一切向钱看"就变得顺理成章，可以拒绝实施不盈利或者利润微薄的医疗救助。显然，这忽略了医疗机构的公益性质，与医疗卫生事业"救死扶伤"的天职背道而驰，同时也违背了《中华人民共和国职业医师法》第二十四条"医师不得拒绝抢救"、第二十八条"在遇有自然灾害、传染病流行、突发重大伤亡事故时，医师应当服从调遣"等规定。不仅如此，如果把医患关系界定为简单的消费关系，也不符合"科学是允许失败"的基本常识。医学是一门高度复杂的科学，人类至今无法完全揭示自身生理的奥妙，"道高一尺，魔高一丈"的医学现实决定了医疗行为无法达到"包治百病"的效果。医务人员也不是神仙，不能保证任何时候都不出一丝一毫的差错。当结果与期望出现偏离造成患者的损失时，如果只是从治疗结果出发追究医方的赔偿责任，就会迫使医方采取保守性治疗，影响治疗目标的实现，并阻碍医学技术的进步，最终损害人民群众的健康。

综上所述，对于医患关系的性质，无法通过一两句话做出言简意赅的界定，而是需要从多个维度进行描述性的阐释，应该至少同时包括以下两个方面的内容：其一，医患关系是建立在信任基础之上的契约关系。由于医患双方在医学知识掌握上的差距与患者求医时的弱者心理，患者只能在信任的基础上把健康和生命利益托付给医务人员。医务人员接受委托后，尽最大努力减轻患者身心痛苦，促进患者身体尽快康复。医患之间通过挂号、病例、处方、手术协议书等形式形成一种信任托付的契约关系。双方地位平等，都具有独立人格，根据伦理要求与法律规定享有民事活动中的各种权利，同时履行相应的义务。其二，医患关系是服务与被服务的价值关系。医患关系建立在医患双方地位平等基础之上，但是并不意味着双方行为都是自觉自愿的，通常在就医过程中患者可以主动选择治疗或放弃、同意或拒绝，而医务人员却只能被动地接受患者的选择，并尽最大努力为患者提供优质服务。医务人员必须以救死扶伤为己任，以职业权力（对疾病的诊治权和特殊干涉权）和医疗技术为保证，在为患者服务中实现自身价值。当然，患者的利益与价值也在接受服务的过程中得到实现。需要指出的是，医务人员的服务并不以患者支付对价（数额相当的医疗费用）作为必然前提，在患者尤其是危重患者未能及时缴纳医疗费的情况下医务人员不得拒绝施救，而是应该尽最大努力提供高水平、高质量的医疗服务。

三、医患关系的特点

作为一种重要的人际关系、社会关系，医患关系主要呈现出以下几个特点：

1. 医患双方的目标一致性与利益差异性

医患关系是在医疗卫生实践活动中建立起来的。患者就医，是为了通过接受诊疗，减轻自身的病痛或治愈疾病、恢复健康。医务人员根据患者的病情需要，运用所学医学专业知识和专业技能，对患者实施救治，进行无微不至的护理与照料，目的是帮助患者战胜病魔，实现身体的康复。因此，总的来说，医患双方的终极目标与出发点是高度一致的。但是，医患双方又是一对矛盾体，在我国现行医疗体制下，双方既有治愈疾病、恢复健康、抢救生命的共同目的，同时在经济利益上又存在对立。患者在保证取得良好诊疗效果的前提下，希望最大限度地降低医疗费用支出，钱花得越少越好；医务人员（医疗机构）则希望在为患者提供医疗服务的同时，最大限度地增加自己的经济收益，有些人甚至为此不惜牺牲患者的经济利益。于是，大处方、滥检查等过度医疗现象泛滥，导致医患信任关系走向解体，医患关系渐趋紧张。

2. 医患地位平等与知识能力的不对称性

权利与义务的平等是医患关系的本质特征。如前所述，在医患关系中，医患双方的人格、地位和权利都是平等的，都一视同仁地受到医学伦理道德的维护和法律的保障。任何一方对另一方的正当权益不够尊重或施加侵害，都会受到道德谴责或法律制裁。此外，医务人员拥有医疗专业知识和能力，患者却是医学知识的门外汉或者仅仅一知半解，在医学知识与能力占有上的不对称性导致了双方事实上的不平等。在医患关系中，医务人员（医疗机构）确定诊疗方案、收费、卖药，对患者进行一定程度的约束，明显处于比较有利的位置，患者主要是被动地接受与服从，处于弱势和依赖地位，从而决定了患者拥有若干正面权利，医务人员具有许多正面义务。

3. 患者需求多元化与医疗服务的有限性

患者作为复杂的社会个体，自身的需求多种多样。具体到某一个特定的患者，在医院治疗期间，他们需要的不仅是疾病的痊愈、病痛的减轻，还有人格的尊重、心理的疏导、精神的慰藉。不同患者的要求则更加千差万别，有的人仅仅希望医院提供最基本的医疗保障，有的人则要求高级别的知名专家为自己实施诊治，甚至需要提供特需服务；有的人只是注重疾病的治疗，主要关注医务人员的技术水平，有的人还高度重视自身各种权利的实现与保障；有的人习惯于被动地接受医生的诊疗，有的人则具有强烈的医疗参与意识，等等。从医疗机构与医务人员的角度看，主观条件的限制（如医疗服务理念陈旧、职业道德水平低下、医学人文素养缺失），客观条件的制约（如医疗设备简陋、高级人才匮乏、病房环境较差），使医疗服务处于十分有限的水平，难以满足患者的各种需求，不利于和谐医患关系的建构。

4. 医患冲突或医疗纠纷的不可避免性

在医患关系中，尽管双方的终极目标存在一致性，但是由于社会对于医疗卫生事业的支持力度不够导致"看病难""看病贵"，医疗机构自身管理不善、医患双方自律性欠缺等原因，尤其是医患双方的知识水平、利益需求、文化理念、道德修养、法律意识等方面存在差异，以及对医疗行为方式、效果理解的不同，常常造成医患矛盾与冲突。如果这些矛盾与冲突不能得到及时、有效的解决，往往又导致医疗诉讼，出现医患双方对簿公堂的现象。目前，我国正处于转型期，由于各项制度不够健全，各种各样的社会矛盾大量涌现，再加上当前我国的医疗卫生体制存在比较突出的问题，致使医患冲突或医疗纠纷也不可避免地处于高发期。因而，预防与妥善解决医患冲突、医疗纠纷，是我国医疗行业面临的一项重要任务。

四、影响医患关系的因素

医患关系是医疗活动中最基本、最重要的人际关系，和谐的医患关系是医疗卫生事业发展的前提和基础。影响医患关系的主要因素，既包括作为医患关系主体的医患双方，也包括作为宏观管理与监督者的政府与社会。

（一）政府与社会因素

1. 医疗体制

医疗卫生体制涉及医疗卫生资源分配、医院管理与运行、服务质量评价与控制、医疗行为安全监管等方面，体制的完善与否直接关系到医疗卫生事业的健康发展，从而影响患者权益的实现与医务人员积极性的发挥。一段时期以来，我国医疗行业出现的管理混乱、收费畸高、腐败滋生、医患关系紧张等现象均与不合理的医疗卫生体制密切相关。最近几年，我国的医疗卫生改革不断取得突破，但是距离医疗卫生事业健康发展的要求还相差甚远，进一步深化改革、完善医疗卫生体制仍然是我国社会面临的一个重要课题。

2. 政府投入

政府是发展一个国家医疗卫生事业的责任主体，医疗财政支出的多寡决定着全体社会成员享有医疗保障的规模与水平。从根本上缓解"看病难""看病贵"问题，确保每一位患者看得起病，避免因为医疗费用问题导致医患关系紧张，很大程度上取决于政府医疗投入总量是否充足，以及投入结构是否合理、在区域上是否平衡。显然，只有财政经费充足，才能够解决医院发展中的硬件与软件问题。例如，扩建病房，更新医疗设备，引进高新技术，吸引高水平、高素质人才，并加强对医务人员的培训，从而为患者提供更多更好的服务。只有在政府充分投入的前提下，才能增加医务人员的收入，调动他们的工作积极性，并且在一定程度上避免"以药养医""以械养医"以及索贿、受贿等腐败现象发生，为医患关系和谐营造良好的环境。

3. 法律制度

医疗卫生法律以促进医疗卫生事业的健康发展为基本宗旨，同时也是调整医患关系的重要手段。20 世纪后期以来，世界各国纷纷通过立法形式调整医患关系，规范医患双方的行为，已经成为全球化的趋势。法律在调整医患关系中的作用主要表现为：规范医患双方行为，明确各自权责，保障双方利益，维护医疗工作秩序，处理医疗纠纷，等等。改革开放以来，我国先后制定和颁布了许多卫生法律法规，对保障人民健康，维护医疗卫生秩序和医患双方的合法权益，起到了十分重要的作用。但是，也应该看到，我国医疗卫生领域仍然存在着立法缓慢，法律制度不健全，法治观念淡薄等现象，在一定程度上导致了扰乱医院秩序、殴打医务人员、砸坏医疗设备等事件。

4. 社会风气

社会大环境是影响医患关系的重要外因。在社会转型期过程中，个人主义、拜金主义沉渣泛起，利他主义、全心全意为人民服务的价值观遭受质疑，不可避免地给医疗卫生行业带来消极影响。部分医院把对经济效益的追求凌驾于社会效益之上，对缴费不及时的患者拖延治疗甚至拒绝救治；对各科室制定经济目标，下达创收任务，将医务人员个人收入与创收情况相挂钩。少数医务人员医德品质低劣，吃回扣、收红包、开大处方、滥施检查等现象时有发生，成为广大患者与社会公众普遍诟病的痼疾。

5. 舆论导向

当今时代，随着以互联网为代表的新兴媒体出现并迅速发展，社会舆论的作用得到空前体现。科学的舆论可以帮助人们正确认识医疗工作中存在的各种问题，引导人们理智地处理医患矛盾与医患纠纷，维护医患关系的和谐。错误的舆论歪曲事实，放大医患关系中的负面形象，从而导致医患矛盾的激化，危害正常的医患关系，影响医疗卫生事业的发展。目前，在经济利益的驱动下，一些媒体和传媒人士为了吸引公众眼球或追求轰动效应，发表一些似是而非、以偏概全的文章，过分突出和夸大医患关系的"阴暗面"，从而使医患关系更加紧张。

(二)医方因素

1. 医疗机构管理因素

医疗机构是医患关系中最具有主导性的力量，办院指导思想是否正确，坚持社会效益优先还是更加注重经济效益，对于能否充分实现患者权利以及促进各项事业的健康发展具有重要意义。医院管理水平的高低，管理理念与方法是否科学，直接决定着医疗服务的水平与质量；决定着患者权利的实现与保护状况，影响和谐医患关系的建构。有的医院乱收费、大处方、收红包现象严重；有的医院服务水平不高、工作效率低下、对待患者态度恶劣；还有的医院秩序混乱，环境脏、乱、差。这些都折射出医疗机构管理问题突出，致使患者权益难以得到应有的保护，对医患关系的消极影响不言而喻。

2. 医疗技术水平因素

医生运用高超的医术治病救人，忠实地完成患者的托付，是促进医患关系和谐的重要基础与前提。但是，科学技术发展的有限性决定了医学不是万能的，医院也不可能包治百病，即使是一些常见病、多发病，也会出现向复杂化转变的可能性，因而每一个治疗过程始终存在着成功与失败两种可能。一些患者支付了高昂的医疗费用，甚至"倾家荡产"，却最终难免"人财两空"，他们容易出现心理不平衡，在思想一时难以接受的情况下容易做出过激行为，从而产生医患纠纷，导致医患关系的紧张。当然，某些医务人员专业技术水平不高、医疗知识掌握不够精深，也会导致对患者救治的失败，引发患者的不满情绪。有关资料统计，在医疗机构的差错、纠纷分类中，技术性事故平均占 18.3%，[1] 这就要求医务工作者努力学习，精益求精，不断提高自己的知识水平，尽可能地掌握最先进的医疗知识与技术，以最大限度地维护患者的生命与健康。

3. 医德与人文素养因素

患者不只是疾病的载体，更是一个活生生的有血有肉的社会的人。他们在接受治疗的同时，其人格还需要得到尊重、权利得以保

---

① 兰迎春，王德国. 如何营造和谐的医患关系 [J]. 中国医学伦理学，2002（1）：26-27.

障、隐私受到保护，需要得到心理上的安慰与精神上的满足。这就要求医务人员具备较高的医学伦理道德水平与法律素质，能够做到视患如亲，对患者进行精心救治与照料，最大限度地维护患者权益；要求医务人员具备较高的医学人文素养，严格规范自己的言行举止，注重医患沟通艺术与策略。

此外，医务人员的职业收入、工作压力等因素也会对医患关系产生影响。如果收入比较微薄，付出的劳动与获得的回报不成比例，必然会严重挫伤医务人员的工作积极性。工作压力太大，医务人员就会身心俱疲，产生厌倦情绪，出现职业倦怠现象，这无疑也给医患关系带来不利影响。

（三）患方因素

尽管医疗机构与医务人员是建构和谐医患关系最主要的责任主体，但是患者的作用同样不容忽视。患者个体存在的种种问题成为影响医患关系和谐的重要因素。

1. 不信任心理

在医疗活动中，医患双方既具有目标一致性，又存在经济利益的对立，双方利益关系在一定程度上存在此消彼长的情况。医疗实践中，一些医务人员过度追逐经济利益的不正之风，促使医患信任关系走向解体。加之医患信息占有的不对称，使患者往往对医疗机构与医务人员持有戒备与防范心理，甚至无端怀疑医生处置的正确性、收费的合理性，以致严重影响医疗活动的正常进行与医患关系的和谐。如果患者一旦发现医方存在过错，这种不信任心理就很可能演化为尖锐的医患矛盾，从而导致医患冲突的发生。

2. 医学知识缺乏

由于文化背景与专业知识的限制，大多数患者的医学知识比较缺乏。一些人不了解医学的高度复杂性，对自己所患疾病一知半解，或者道听途说，对治疗效果抱有过大的期望，认为医生能够"包治百病""药到病除"，甚至对医生提出保证治疗效果等不合理要求。一旦结果与期望值之间存在较大差距，部分患者便根据自己的主观臆断和推测，将责任归咎于医生，造成医患纠纷。

3. 法律素养状况

部分患者及其家属文化素养较低、法律意识淡薄。在就医过程中遇到疑问或者当自己的要求得不到满足，或者发生医患矛盾时，他们不是寻求正当的途径解决问题，而是大吵大闹，扰乱正常的医疗工作秩序，甚至殴打医务人员、破坏医疗设施，从而进一步导致矛盾迅速激化，严重影响医患关系和谐。

4. 疾病的影响

疾病会对人的情绪产生影响，使患者变得紧张、焦虑、易怒，因而患者的攻击性反应往往比健康人更加强烈。患者对疾病的恐惧与担忧，再加上在医院排不完的队、开不完的药，以及巨额的医疗费用，容易使患者在心理上形成沉重的压力与负担，从而激发负面情绪，引发医患之间的纷争，甚至演化成伤医、弑医的惨剧。

五、医患关系的历史演进

自从有了人类社会，疾病就相伴而生，在医生出现的同时，医患关系就开始形成。在人类历史的长河中，社会发展的脚步从来没有丝毫的停留，医学也一直处于不断发展和进步之中，医患关系随之经历不同的历史阶段。总的来说，医患关系的演进，经历了从强调非技术方面与人性化的古代医患关系，向注重技术性方面而忽视非技术方面的近现代医患关系转变，近年来则又出现了重视非技术方面、重构人文医患关系的趋势。

（一）相对和谐的古代医患关系

古代社会生产力水平低下，科学发展程度不高，医学建立在经验主义基础之上，以朴素、整体的医学观作为根本指向，要求医生对患者所患的疾病进行全面考虑、整体负责。医患关系出现五个主

要特点:

1. 医乃仁术

"医乃仁术"指医学是奉行"仁"道的术业,要求医者以仁为怀,把"治病救人"作为自己的责任,它是对中外传统医患关系的基本概括。东汉末年,我国各地灾害严重,许多人患上伤寒病,被后人称为"医圣"的张仲景不仅不辞辛苦、日夜操劳为患者治病,还出资做成"祛寒娇耳汤"用面加羊肉包成耳朵状,煮熟后送给穷人吃,使无数患者尽早康复,也使吃饺子的风俗流传至今。另一位三国时期的名医董奉,行医时要求病家栽种杏树代替诊治费和药费,再将收获的杏子变卖换成粮食救济穷苦百姓,所以后人用"誉满杏林"赞扬医务人员的高尚德行。唐代孙思邈提出"大医精诚""普同一等,一心赴救"的思想更是流传至今,传为佳话。在西方国家,古人也把医生看作神圣的职业,要求医生具备较高的道德水平。"西医之父"的希波克拉底在《希波克拉底誓言》中提出"我将尽我的智力及能力所及,为病人谋求最大的利益",古罗马著名医学家盖伦提出"我将全部时间用在行医上,整天思考它",阿拉伯医学家迈蒙尼提斯《祷文》中提出"无分爱与憎,不问富与贫。凡诸疾病者,一视如同仁"。可见,"医乃仁术"是古代中国与外国共同的医学指导思想。

2. 医患关系比较和谐

医学与人文精神具有内在的、必然的联系,古代医学"以人为本""一心赴救""悬壶济世"等精神风范,为和谐医患关系的建构奠定了人文基石。患者基于战胜疾病的需要,把自身生命与健康托付给医者,医者依靠仁慈、正直、庄重赢得了患者的信任,双方为着一个共同的目标而密切配合,团结协作。换言之,古代医患关系主要依靠道德信念、良好的服务态度和认真负责的敬业精神来维系,呈现出一种自然、和谐的状态。而且,古代医生在主观上也已经注意到医患关系和谐的重要性。例如,古希腊医学家阿尔芒克认为,医生除了追求和谐的医术,还要追求和谐的医患关系,通过建立良好的医患关系为病人谋福利。古代社会医患关系的和谐与融洽，对于今天医患关系的建构仍具有重要启示与借鉴意义。

3. 医患关系比较直接

古代科学发展水平低下，在医学活动中医生很少借助医疗器械对患者实施诊治。从了解病情，提出诊断意见，到实施治疗方案，都由医生直接亲力亲为。在获取患者临床资料时，医生一般通过望、闻、问、切等形式，与患者密切接触，进行深入的沟通与交流；在实施治疗时，医者根据自己的行医经验，详细叮嘱患者如何执行治疗方案，并提醒有关注意事项。医患之间的密切联系与交往，使患者在获得救治的同时，也发生心与心的交流，感受到精神的慰藉、人格的尊重，从而有利于建立起亲密、良好的医患关系。

4. 医患关系比较稳定

古代医生均以个体职业者的形式存在，临床分科不够细致，内外妇儿等科的疾病都可以找同一个人实施诊治。患者常常把自己的健康或生命托付给某一个信得过的医生，无论大小疾病都到他那里寻求帮助。作为医生，也努力不辜负患者的信任，对患者的疾病进行全面考察、做出诊断、实施治疗，并一直负责到底，单独承担起诊治患者的全部医疗责任。在此基础上，形成了医患关系的稳定性和单一性的特点。

5. 医患关系具有主动性与依赖性

古代大多数医生把"医乃仁术"作为行医的信条，把治病救人、维护患者的生命与健康利益视为自身的重要使命和责任。因而，在医疗活动中，医生将主动地接近、关心和了解患者作为自己的行医准则，常常上门考察患者的康复和饮食起居情况，在需要的时候及时调整治疗方案。作为患者，由于自身医疗知识的缺乏，为了尽快痊愈，同时也基于对医生的信任，非常依赖医生，严格遵守医嘱，被动地接受治疗，而且这种依赖性常常贯穿于患者痊愈或死亡的全过程。

（二）技术化的近代医患关系

近代以来，自然科学发展迅速，一系列生物科学的重大成果应用于医学，给人类带来福音，为人类战胜疾病、保护生命健康做出重要贡献。各项医学技术也突飞猛进，为系统的实验研究和诊治疾病提供了物质条件，使医学发展进入了新时代。但是，医学的进步也使得人们对技术产生了迷信与崇拜心理，技术开始统治了医学。在医疗活动中，患者被看作是疾病的载体，而不是一个具有社会属性的完整的"人"。

1. 医患关系技术化

以生物学作为代表的近代医学及相关学科，在探索疾病的生理、病理原因时，把某种疾病的特定因素从患者整体中分离出来，而忽视了患者的社会、心理等因素。于是，在医生眼里所看到的患者只是一些试管里、显微镜下的血液、尿液、细胞和各种形态的标本，而活生生的既有生物性又有社会性的完整的人的形象则消失了。在这个过程中，一些医学工作者对医学技术由倚重发展到崇拜，从治疗手段到思维方法，都带有浓厚的形而上学倾向。在他们看来，医学就是一系列的技术，医疗实践就是单纯的技术活动，医疗服务就是对药物、手术或其他技术手段的运用，却忽视了对人的关爱，忽略了人的心理与精神需求，淡化了对人的理解、关怀和尊重。"医学发展中技术属性与人文属性从此失衡，医疗活动中伦理与良知的视野从此遮蔽与迷失，医学的骄纵与贪婪呈现一片欣欣向荣的景象。"①

2. 医患联系间接化

在古代医学中，医生通过与患者的直接交流（望、闻、问、切等）进行诊断，手把手地对患者实施治疗。但是，当医学发展到近代社会阶段，由于 X 光机、CT 机、磁共振成像设备等大量物理、化

---

① 黄丁权. 医疗、法律与生命伦理［M］. 北京：法律出版社，2004.

学诊疗设备的应用，改变了过去经验医学相对比较简单的治疗方法，医务人员对医疗器械、仪器设备越来越具有依赖性。这些"物"的东西越来越成为医患之间进行交流的媒介，医患双方相互交流的机会因之大大减少，医患之间的联系从直接的"医生－患者"模式变成间接的"医生－机器－患者"模式，由密切变得疏离。

3. 医患关系的变动性与多样性

近代社会，随着医学的不断发展，医生早已不再是单个的个体从业者，而是由许多人共同组成职业群体，工作在同一个医疗机构之中。医学科学的分科越来越细，医生日益专科化，分成内、外、妇、儿等科室，每一名医生只对某一专科、某一种疾病或患者身体的某一部位负责。由此，患者的健康需要多个医生、护士和其他人员共同承担，过去比较稳定的医患之间一对一的关系不复存在，而是出现了"一医对多患"或"一患对多医"的多头关系，医患关系呈现出变动性与多样性。

(三)复杂化的现代医患关系

现代社会的经济形式，人们的生活方式、价值观念，与过去相比都发生了巨大变化，尤其是经济生活的日益市场化，无不对医患关系产生巨大的冲击。现代医学科学技术的突飞猛进、日新月异，医学模式由"生物"模式向"生物－心理－社会"模式的转变，对医患关系带来的影响更是显而易见。

1. 医患关系技术化更加突出

现代社会，在技术工具主义和科学至上主义的推动下，医学从更广阔和更深刻的层面上得到发展。现代化的医疗仪器和设备使临床诊断的方法更加现代化，不仅能够帮助医生提高疾病诊断的准确率，扩大了医生认识疾病的范围和种类，而且还在医生和患者之间建起了一条快速诊断的绿色通道，能够延长医生的视线。医学专家能够在数千里以外与患者进行可视对讲，实现远距离会诊、治疗和保健咨询的自动化、高速化，使许多疑难病得到及时诊治。人工生殖技术、基因工程、人体器官移植等高新技术的应用，更是使医学进入名副其实的技术医学时代，工具理性主义进一步泛化和强化。尤其是电子计算机的广泛运用，使患者可以通过计算机网络与医生交流，与相关的医学数据库实现链接，以往医患之间的两维关系变成医生－计算机－患者三维甚至多维关系。在医学技术的作用几乎发挥到极致的情况下，医患之间的距离却更加疏远，直接交流与沟通的机会更少，不利于双方的理解与信任，甚至出现信任危机，破坏医患关系和谐。

2. 医患关系市场化与博弈化

现代世界各国经济基本上都是市场经济，而在市场经济条件下似乎一切都可以成为商品进行买卖，医疗服务也不例外，尽管医患关系并非一般意义的消费关系。虽然公立医院具有公益性、福利性，但是并不意味着所提供的服务都是免费的午餐，医疗服务具有明显的商品化倾向，如点名就医、特殊服务等，医务人员的个人收入也常常与他们付出的劳动挂钩（即使患者本人不需要支付任何费用，也要由国家或社会买单）。在私立医院，医疗服务的商业化更加名正言顺，医患关系更是表现为一种市场关系。医疗服务的商业化使得医患双方既是"同一个战壕里的战友"，又存在利益上的冲突，加之双方信息占有的不对称，导致医患关系的博弈化。一方面，医疗机构和医务人员为了自身的经济利益，诱导患者接受不必要的或是超出实际需要的医疗服务，例如开大处方、延长住院时间等；另一方面，患者希望在保证治疗效果的前提下尽可能地减少医疗费用，对医生采取的诊疗措施存在不信任心理，对医院收费抱有怀疑态度。一旦确认自身权益受到侵犯，就会采用各种办法，寻求获得对个人权利的救济。在相关制度不够健全、医患信任关系解体的情况下，医患双方的博弈不可避免地会导致医患关系紧张。

3. 医患关系民主化与法治化

在传统医患关系中，医生凭借自己掌握的医疗技术而具有崇高的权威，患者只能被动服从。现代社会医患关系呈现出新的特征：一方面，随着医学发展和社会生活领域的诸多变迁，以及人们权利意识的不断增强，医患之间从主从型关系转变为服务与被服务、选择与被选择的平等关系。在医疗活动中，患者享有选择权、参与治疗权、知情同意权等各项权利，不再只是被动的接受者，医患关系变得越来越民主化。另一方面，传统社会医患双方的权利义务是约定俗成的，很大程度上依赖于医患双方的道德自律来维系。在此基础上，医患之间形成了以忠诚、信任为纽带的人际关系。在现代医疗活动中，医患关系越来越错综复杂，完全依靠个人的道德自律来调整医患关系已经不太可能，所以医患双方的权利和义务更多地通过法律形式作出规定，医患关系成为一种法律关系。20 世纪后期以来，世界各国越来越多地制定医事法律来规范医患双方的行为，医患关系的法律化成为一种必然趋势。

4. 医患关系多元化

随着社会经济的发展与人们物质生活水平的提高，越来越多的人开始注重营养保健、延年益寿、心理健康等方面。显然，这些并不属于传统医学的研究对象。今天医学的含义被重新解读，医学职能从传统的以治疗为中心转向以预防保健为中心，医学服务对象不再只是局限于生理上不健康的患者，医学知识渗透到社会生活的方方面面。由此，出现了满足各种社会群体需求的预防性医疗服务，医学服务职能更加广泛。增高、减肥、美容、隆胸等开始成为医学服务的范畴，甚至连酗酒、吸毒等社会偏离行为也被解释为医学问题，需要医学专业人员提供帮助。这种社会生活医学化的趋势，必然导致医学诊治对象的不断增加，从而改变传统医疗服务内容与医患关系模式，推动医患关系的多元化，进一步扩大医患关系领域。

5. 医患关系复杂化

传统的医患关系是医生与患者之间的一种线性关系。随着社会的进步，医疗卫生事业的发展，医疗体制改革全面推进，社会保障制度更加完善，医患关系变成了复杂的多重关系。最主要的表现是保险公司的介入，原先简单的患者－医院关系演化成比较复杂的患者－保险公司医院关系。在这种新型的医患关系中，医疗费用不再完全由患者直接支付给医院，而是患者按时、足额地向保险机构缴纳保险费用，在发生医疗费用支出时由保险公司与医院打交道。在这里，保险机构作为委托人，委托医疗机构向缴费的患者提供医疗服务，而医疗机构作为代理人，对保险公司负责，承担为患者提供医疗服务的义务。医疗保险机构作为第三方的参与，一定程度上改变了医患信息不对称的情况下患者的弱势地位，有利于监督、规范医疗机构的诊疗行为，提高患者所缴费用的利用效率。同时，可以避免医患之间发生面对面的冲突，以缓解医患关系的紧张局面。但是，在这种新的医疗机制下，也可能发生医患联合骗保等现象，以致使医患关系更加复杂化。

第二章　医患关系的属性

医患关系的属性是医患关系性质的具体体现，是非技术医患关系的主要内容，对于揭示医患关系的本质与特征、深化对医患关系的认识、促进良好医患关系的建构具有重要的意义。具体地说，现实中的医患关系主要表现为道德关系、法律关系和经济利益关系的综合。医患双方的道德水准、法律素养、利益目标、价值取向，都直接影响对医患问题的处理，影响医患关系的良性发展。

一、医患关系是一种道德关系

医患关系具有多重属性，但是就其实质而言，医患关系首先是一种道德关系。道德关系，"指在一定的社会道德生活中，人们基于某种既定的社会道德意识并遵循某种既定的社会道德准则，而以某种特定的道德活动方式所结成的一种特殊的社会关系。这种社会关系是在由经济关系所决定的各种利益关系的基础上，按着一定的善恶观念和价值准则形成的，并通过人的道德行为和道德实践而表现出来的。它既是一种思想关系，也是一种价值关系。"[①] 医患关系的道德本质表现在，它是一种高度依赖于医患双方的道德品质、道德修养来维系，并见之于道德行为的人际关系。

医患关系的道德属性突出表现在三个方面：

---

① 魏英敏. 新伦理学教程［M］. 北京：北京大学出版社，1993：242.

（1）医疗工作的根本宗旨决定了医学伦理道德是医务人员最基本的职业行为规范。古今中外，所有医疗卫生工作者无不以救死扶伤、防病治病作为根本宗旨。基于此，所有医务人员都应该遵循以人为本、忠于职守、诚实守信、清廉淳正等基本规范与要求，以医务人员的道德与良心作为最基本的实现手段。例如，我国古代的医学经典著作《黄帝内经》提出"人命关天，不可粗枝大叶"的道德思想。《备急千金要方》要求医生对待患者"普同一等，一心赴救"。明代医学家李中梓所著《医宗必读》提出作为医生应该遵守的具体行为规范："宅心醇谨，举动安和；言无轻吐，目无乱视；忌心勿起，贪念罔生；毋忽贫贱，毋掉疲劳；检医典而精求，对疾苦而悲悯。"在今天，尽管法律制度成为规范医疗行为的一种重要手段，但是由于其自身的局限性，不可能代替或削减医学伦理道德所起的作用。医疗工作依然首先表现为一种道德行为，医学伦理道德在维护医疗秩序、规范医疗行为中扮演着至关重要的作用。

（2）世界上没有哪一个行业像医疗行业这样高度重视职业道德修养，也没有哪一种从业者像医务人员一样受到道德的苛求。从医疗工作的特点来看，医患双方对信息的占有严重不对称，患者往往对于医学知识知之甚少。疾病治疗方案的确定、治疗方法与手段的选择，甚至治疗费用的高低完全由医务人员掌控，患者只能被动地接受医生的安排。医务人员必须具备较高的职业道德修养，才能严格忠实于患者的托付，胜任"健康所系、性命相托"的神圣职责。不仅如此，患者的康复还离不开与医务人员之间情感的交流、心与心的互动，还需要医务人员精神的慰藉、情绪的稳定、人格的尊重，也只有依靠医务人员具备较高水准的道德素养与人文素质才能得以实现。简言之，医务人员的职业角色特征及其服务工作的特定内涵揭示了医患关系的伦理道德属性，这种关系是法律规范所不能全面涵盖和替代的。因此，在现代社会中，医生职业一方面代表着一个受过系统和严格的训练、具有医学专业知识的特殊的社会群体，另一方面也代表了一种声明和保证。即：医生是有教养、有责任心、可以信赖的，医生作为一个社会中重要的文化价值——健康的首要代表形象，时刻恪守着神圣、高尚的医学道德。

（3）医学伦理道德在调整医患关系中发挥着极其重要的作用。古今中外的医学发展史早已表明，良好的医患关系需要依靠医务人员强烈的道德义务感来维系，严格遵守职业道德规范、自觉履行道德义务是实现医患和谐的最好保障。目前，不少人把医患关系紧张的原因归结为不合理的医疗体制，将其视为导致医患关系失和的最主要根源，却常常忽视其他因素产生的影响与作用。事实上，如果医务人员的职业道德状况得不到显著改进，即便在健全、良性的医疗体制下，医患关系难题仍然无法得到根本解决。因此，在制度比较健全与完善的西方国家，医德医风建设仍然普遍受到高度重视，医学伦理学已经成为各国医学生在校学习与医务人员接受继续教育极为重要的必修课。20 世纪后期以来，世界各国纷纷通过立法形式调整医患关系，而且取得了比较显著的效果。但是，法律离开伦理道德就无法发挥作用。只有建立在道德基础上，以道德理想与诉求为依托，法律才能实现其应有的价值，才能发挥调整医患关系的功能。而且，医学伦理道德是对法律的补充和超越。医患关系千变万化、纷繁复杂，法律的规范性要求难以与之完全实现对接，尤其是当前我国相关法律制度不够健全，调整医患关系、保护患者权利的功能大打折扣。道德可以通过对医疗工作中的任何现象做出善与恶的评判，在预防与解决医患纠纷、构建和谐医患关系的各个方面发挥重要作用，弥补法律的不足。

当然，医患关系作为一种道德关系，意味着医患双方都必须遵守一定的道德准则与行为规范。患者也是医患关系的道德主体，在就医过程中应该按照道德要求办事，理解和善待医生，给医务人员应有的信任和尊重，积极配合医务人员工作，严格遵守医院规章制度。但是，由于医务人员在患者关系中居于主导地位，能否形成良性、和谐的医患关系，他们无疑扮演着最为重要的角色。因此，在探讨医患关系的道德属性问题时，应着重强调医务人员遵守职业道德的重要性。

在传统社会，无论中国与外国，一般都将医患关系视为一种道德关系。在我国，以人为本、博施济众、悬壶济世、普同一等、重义轻利等医学伦理学的基本原则与规范，成为医疗工作者实现医疗宗旨、建构和谐医患关系的有力保障。《淮南子·修务训》中记载，神农氏"尝百草之滋味，水泉之甘苦，令民知所避就。当此之时，一日而遇七十毒"。《黄帝内经》指出："天覆地载，万物悉备，莫贵于人。"张仲景提出："精究方术""上以疗君亲之疾，下以救贫贱之厄"。孙思邈提出"大医精诚""普同一等""一心赴救"的思想。在国外，职业道德同样在医疗工作中处于极其重要的位置。西方古代最著名的医德代表作《希波克拉底誓言》提出："我将尽我的智力及能力所及，为病人谋求最大的利益""无论至于何处，遇男或女，贵人或奴婢，我之唯一目的，为病家谋幸福"。与希波克拉底齐名的古罗马名医盖仑指出："作为医生，不可能一方面赚钱，一方面从事伟大的艺术——医学。"古代印度名医妙闻指出："医生应该拥有一切必要的知识，洁身自好，赢得患者信任，尽一切力量为患者服务。"他还对医生提出了"四德"的要求，即具备正确的知识、广博的经验、聪敏的知觉和对患者的同情。18世纪，德国柏林大学教授胡弗兰德（Hufeland）在其代表作《医德十二箴》中提出了救死扶伤、治病救人的医德要求，此要求至今仍得到世界各国医学界的积极肯定，被称为《希波克拉底誓言》的新发展。

今天，一些主张"医患关系是道德关系"的学者，提出了医学伦理学上的"义务论"与"美德论"。医德义务论，也称道义论，主要回答医务人员承担什么样的道德责任，也就说医务人员应当做什么，不应当做什么，以及如何做，并据此确定医务人员应该遵守的行为规范。医德义务论突出强调医务人员对每一位患者承担的道德责任感，能够激发医务人员开展医学探索、献身医疗服务、维护促进人类生命与健康的激情，约束他们的行为，有助于培养和塑造一代又一代具有优良医学道德品质的医务人员，对维护人类身心健康、促进医学的发展发挥重要作用。但是，医德义务论也存在一些缺陷与不足，其中最主要的是，强调医务人员对患者尽责任的绝对性和无条件性，而丝毫没有提及医务人员应该享有的正当权益，也没有提出患者的责任问题，忽视了医患义务的双向性。医学美德论又称德性论，主要研究和探讨医务人员应该具有的优良品德，回答医德高尚的医务人员是什么样的人，以及如何才能具备这样的优良品质。一般认为，医务人员应该具备的美德主要有：仁爱、诚信、严谨、公正、进取、协作、奉献、廉洁，等等。医学美德论尽管并非要求每一名医疗工作者都必须具备上述崇高品质，而只是提出倡导性的建议，但是相关理论反映了医疗卫生行业发展的规律与要求，为加强医德医风建设、提升医务人员职业道德水平指明了方向。

当代社会的发展对医工作者提出了更高的职业道德要求。他们要完成肩负的神圣使命，必须遵守一定的医学道德基本原则与基本规范。1989 年，美国学者比彻姆（Beauchamp T. L.）与查尔瑞斯（Childress J. F.）在《生物医学伦理学原则》一书中提出医学实践中医学道德的四个原则：尊重、不伤害、有利和公正，后来逐渐得到国际社会的广泛认同。尊重，就是要求医务人员从人道主义出发，尊重患者作为一个人应当享有的生命权、健康权、身体权、人格尊严权、隐私权、姓名权、名誉权、荣誉权以及患者的自主选择权等各项权利。不伤害，就是医务人员在工作中应当谨慎、小心地履行职责，尽最大努力不给患者带来各种伤害，以及不得将患者置于可能遭受伤害的危险情况，尤其是不能故意伤害患者，不给患者带来本来可以避免的肉体和精神上的痛苦、损伤、疾病，甚至导致患者死亡。有利，比不伤害更进一步，或者说比不伤害原则的内容更加广泛，要求医务人员的行为必须对患者的利益有所帮助、有所促进，以及应当推动促进医疗卫生事业与医学科学的发展。也有人认为，有利就是医务人员要对患者行善、做善事，要求努力实现患者的正当权益，因此该原则又被称作行善原则。公正，是指每一个社会成员都平等地享有依据同样的规则分配、使用医疗卫生资源的权利，不能因为患者的社会地位、财富占有等方面的不同做出区别对待。具体地说，在医疗照护方面，要求医务人员应当以公平合理的处事态度平等地对待每一位患者；在资源的使用方面，要求医务人员应当公平合理地分配使用国家有限的医疗卫生资源，最大限度地体现公平、公正。

在我国，早在 1981 年，在上海举行的全国医学伦理道德学术讨论会上，首次明确提出了我国社会主义医德基本原则，即"防病治病，救死扶伤、实行革命人道主义，全心全意为人民服务"。后来，随着国内形势的变化，又将其修改为"防病治病，救死扶伤、实行社会主义人道主义，全心全意为人民的身心健康服务"。由于该基本原则比较笼统，缺乏可操作性，在具体适用时存在一定的困难，所以国内学术界提出了同国际上大致相同的一些具体性原则，主要有：有利无伤原则、尊重原则、公正原则、公益原则。① 公益原则是指医疗实践中，医务人员不仅要充分考虑患者的利益，还要维护社会公众的福祉与利益，处理好社会公益与患者利益、卫生资源的宏观分配与微观分配、医学的临床价值与预防价值、人类当前利益与长远利益之间的关系问题。这一原则的提出，反映了新的历史时期医务人员不仅负有在微观上治病救人的神圣使命，而且负有在宏观上维护人类社会生存环境、促进全民健康利益的社会责任。为了指导医务人员加强医德建设，更好地发展医疗卫生事业，1988 年 12 月 15 日我国卫生部还制定颁布了《医务人员医德规范及其实施办法》，其中医学道德规范的基本内容可以简单概括为：救死扶伤，忠于职守，尊重患者，一视同仁；钻研医术，精益求精；文明礼貌，热情服务；诚实守信，保守医密；互学互尊，团结协作；廉洁奉公，遵纪守法。1991 年，我国国家教育委员会（现教育部）还颁布了《医学生誓言》，作为对医学生开展医学伦理教育的重要组成部分，具体内容为：健康所系，性命相托。当我步入神圣医学学府的时刻，谨庄严起誓：我志愿献身医学，热爱祖国，忠于人民，恪守医学道德，尊师守纪，刻苦钻研，孜孜不倦，精益求精，全面发展。我决心竭尽全力，除人类之病痛，助健康之完美，维护医术的圣洁

---

① 袁俊平. 医学伦理学教程［M］. 北京：科学出版社，2012：68.

和荣誉，救死扶伤，不辞艰辛，执着追求，为祖国的医药卫生事业的发展和人类的身心健康奋斗终生。

二、医患关系是一种法律关系

近代社会，尤其20世纪后期以来，随着医患关系的日益错综复杂化，具有较高效力与权威的法律逐渐成为调整医患关系的主要手段，发挥着越来越重要的作用，医患关系更多地表现为一种法律关系。这已经成为无可争议的事实。然而，医患关系具体属于什么样的法律关系，主要适用于何种法律，在学界则存在较大的分歧。

在国外，医患关系通常被视为双方之间的契约关系（合同关系），主要受到民法的调整。在美国，医生、律师、会计师等专业人士一般依据契约为服务对象提供专业服务，法律处理相关侵权事件时，均以契约关系来规范当事人。医生收治患者的行为被认为是订立医疗契约，医疗行为中的不当治疗是对医患双方契约约定的违反。在进行治疗前，医务人员应当告知患者拟采取的医疗行为以及患者因该医疗行为所承受的负担、可能遭遇的风险等情况，医疗需求人（患者）具有自我决定权，在此基础上，医疗行为的具体内容则由医疗合同作出规定，医患双方的行为受到这种契约关系的约束，对于违反者应该受到法律的制裁。在日本，通常采用准委任契约说，认为"医疗契约是运用医师所要求的临床医学上的知识、技术，迅速、准确地诊断患者疾病的原因或病名之后，采取适当的治疗行为等事务处理为目的的契约，只要没有特别的约定，就不能将良好的结果的达成包含在债务的内容里"。[①] 这种医疗契约与内容确定、以物的给付为目的或要求达成一定结果的普通契约不同，它是以医治伤病为目的的，以给予谨慎的注意、实施适当的诊疗行为为内容的"手段债务"。在德国，关于医患关系性质的通说是雇佣契约

---

① 龚赛红. 医疗损害赔偿立法研究 [M]. 北京：法律出版社，2001：15.

说，认为医生与患者之间缔结医疗契约，医务人员有先告知的义务，患者依据其告知与说明，再决定是否接受医疗行为。这与雇佣关系中受雇人必须服从雇用人命令的原则相符合，因而有关雇佣关系的法律规定适用于医患关系。

在我国，关于医患关系的法律性质，学界存在以下几种主要观点：

一是行政法律关系说。该种观点认为：由于长期以来计划体制的影响，我国多数医疗机构总起来说属于由政府实行一定补贴并严格限制服务价格的公立非营利性机构，带有一定的福利性与公益色彩，接受政府行政部门的直接管理与控制，因此不是一般意义上的经营者。医患之间是一种管理与被管理的关系，医方在行使医疗行为时，具备行政行为的执法特征，患者在就医期间始终被置于医生的控制之下，从治疗方案到饮食起居无不遵从医嘱。患者虽然在理论上可以选择医生，但仍然不能摆脱从属地位，而是必须积极配合医生的治疗。从调整医患关系的法律来看，我国目前相关法律、法规很多带有公法的性质。例如《中华人民共和国执业医师法》（简称《执业医师法》）规定："医师应当具备良好的职业道德和医疗执业水平，发扬人道主义精神，履行防病治病、救死扶伤、保护人民健康的神圣职责。"此外，该法还从许多方面规定医师违反职业道德应当承担法律责任。《中华人民共和国传染病防治法》（简称《传染病防治法》）规定了医生对甲类传染病或疑似传染病的患者必须实行强制性治疗和强制隔离。《执业医师法》和《突发公共卫生事件应急条例》都规定在发生严重威胁人民生命健康的紧急情况时，医师应当服从县级以上人民政府卫生行政部门的调遣。概而言之，医疗机构实际上担负着国家行政机关的某些职能，医患关系更接近于一种行政法律关系。

二是民事法律关系说。该种观点以著名民法学家梁慧星为代表，认为民事法律关系是由民法所确认和保护的社会关系。民事法律关系的主要特点包括：主体地位平等，当事人意思自治，内容上等价有偿。根据"民事法律关系说"，医患关系是依据法律规定在患者与医疗机构之间形成的权利义务关系，从内容到形式，都具有民事法律关系特征。首先，医患关系主体双方在法律上地位平等。在医疗过程中，医务人员提供医疗服务，患者接受服务并支付相应费用，双方可以对某些医疗技术和医疗方案平等协商，在法律上人格与地位平等。只是由于医疗技术的复杂性和知识专业性，患者更多地处于一种被动接受的地位，存在着对医务人员的依赖，使双方的权利和义务不完全对等，但这不能作为否定医患关系法律上平等性的理由。其次，医患双方意思表示是自愿的。民法的自愿原则是指民事主体应当充分表达真实意志，根据个人意愿设立、变更和终止民事法律关系。在医患关系中，患者可以自由选择医院，在治疗过程中很多时候还可以选择理想的医生和医疗方案。医务人员应当向患者说明病情和医疗措施，需要实施手术、特殊检查、特殊治疗的，应当向患者说明医疗风险、替代医疗方案等情况并取得其同意，保障了患者自由表达意愿的空间。医院在提供医疗服务过程中，也可以自由表达自己的意愿，可以依据情况而自由决定部分或者全部免除患者医疗费用，在患者要求不符合病情、患者不能积极配合医院治疗等情形下决定解除与患者的医疗关系。最后，医患关系遵循等价有偿原则。一般来说，医疗机构负有救治患者的义务与其享有的获得报酬的权利是对应的；患者因被救治获得健康甚至生命利益与其支付的医疗费用之间虽然不能画等号，但从整个社会的角度看，医院与患者之间的利益是平衡的，双方权利义务符合等价有偿原则。仅仅因为国家的福利支持就否定医患关系的等价有偿性，是片面的、不科学的认识。

三是消费关系说。该种学说认为，在市场经济条件下，医疗机构作为独立的经营实体，从事的是有偿"提供服务"的行为，患者就医是"接受服务"，因而医患关系是一种消费者和经营者的关系，应该受到《消费者权益保护法》的调整与规范。具体来说，患者接受医疗服务的行为实际上属于个人"生活消费"的范畴，是生活在人世间的每个自然人"必需"的一种生存消费。因为，生命与健康是作为一个人存在的最基础性条件，消费者为了满足其生存的和发展的心理和生理需要而消耗商品或接受服务，其中当然包括获取医疗服务。在我国目前尚无专门保护患者权益法律的情况下，《消费者权益保护法》规定重点保护作为弱者一方的消费者，是最接近保护患者利益的原则。把医患关系纳入该法的调整范围，既符合我国目前医患关系的现状，又符合适度保护弱者的现代法律精神，尤其契合《消费者权益保护法》的立法原意。

四是斜向法律关系说。该种学说亦称医事法律关系说，是1999年6月由张赞宁教授首次提出来的。张赞宁认为，斜向法独立于传统的"纵向法"（如行政法）与"横向法"（如民法），是建立在相互信赖基础之上，调整地位相对不平等的主体之间（如宗教、党派、社团、行会、单位等社会共同体与相对人之间）社会关系的法律规范总称。医患关系属于典型的斜向法律关系。首先，医患之间不具备民事法律关系中的主体平等特征，患者看病被称作求医，医生在医患关系中无可置疑地处于主导地位，患者只能起到配合的作用，如果患者不按照医嘱办事，则必须承担由此而造成的不利后果。医患关系也不能体现自愿的特征，依据相关法律规定医务人员对于患者不得拒绝抢救，并且在发生疫情或灾难时应当服从国家的调遣。同时，医疗卫生事业具有公益色彩和福利性特征，医疗活动也不符合民法上的等价有偿原则，从这个意义上讲，医患关系也不应被视为民事法律关系。其次，尽管在医患关系中医务人员居于明显的主导地位，可以对患者提出医嘱、发号施令，但是医院不是行政机关，医务人员不是行政人员或者被授权履行行政职责的国家工作人员，患者也不是行政相对人，医疗行为既非行政行为，也非行政授权行为，因而医患关系当然不是行政法律关系。作为一种特殊的法律关系，医患关系应该受到医事法的调整，这是一种与民法、行政法相并列而完全独立的法律体系。

以上各种学说从不同角度对于医患关系的法律属性进行探究，

均存在一定的合理性，在很大程度上反映了医患关系的本质特征，有助于深化对医患关系的认识。但是，每一种观点又或多或少存在这样那样的不足，对医患关系法律属性的揭示存在不尽科学之处。全面、深入地剖析医患关系，我们就会发现：总的来说，医患关系属于一种特殊的民事法律关系，理应受到民法的调整，同时还要考虑到医患关系与一般民事法律关系的区别之处，带有行政法色彩的医事法在规范医疗行为、调整医患关系中扮演重要角色。

我国《中华人民共和国民法通则》（简称《民法通则》）规定："民法调整平等主体的公民之间、法人之间、公民和法人之间的财产关系和人身关系。"由此可知，民事法律关系是通过民法调整的社会关系，不同于其他法律关系的特点，主要表现在：这种关系的主体处于平等地位；这种关系必须建立在双方自愿的基础上，是真实的意思表示；在内容上等价有偿、互惠互利，不能进行不等价交换或无偿调拨。医患关系作为患者与医疗机构之间所形成的权利义务关系，大多数情况下具有民事法律关系的一般性特征，正如"民事法律关系说"所提出的：首先，医患关系的主体双方在法律地位上是平等的。尽管由于医疗过程的复杂性和知识专业性，患者在就医过程中处于被动接受的地位，存在着对医务人员的依赖，双方的权利和义务并不完全对应，但不能由此否定医患关系主体地位的平等性。事实上，很多民事合同关系（如赠与合同、雇佣合同）中双方当事人的权利、义务并不是对等的。法律关系主体地位的平等，并不是要求具体权利和义务的均等，而是人格和法律地位的平等。医患双方在法律上处于完全平等的地位，既非领导与被领导的上下级关系，也非监督与被监督、管理与被管理关系，与行政法律关系中的行政机关与相对人存在根本的不同。其次，医患关系之间进行的各种行为是自主、自愿的。在医疗服务过程中，患者根据自己的病情和医院的医疗水平、就医环境等因素选择医院，进入医院接受治疗的过程中，患者在较大范围上还可以自己选择医生和医疗方案。对于具体的治疗情况、手术方案、特殊检查、特殊治疗等，患者享有充分的知情同意权。当然，任何自由都不是绝对的。患者在行使自己的自由选择权和同意权时不能违背法律的规定或者损害社会公共利益，这也恰恰符合民法的基本原则与要求。从医院方面看，在很大程度上同样享有较大自主权，例如在不违反法律规定前提下收费项目、收费标准的确定，依据情况自主决定部分或者全部免除患者的医疗费用，在患者不能配合医院治疗等情形下决定解除与患者的医疗关系等。最后，医患关系符合等价有偿、互惠互利原则。从立法的本意来理解，等价有偿指在一定的法律关系中主体权利与义务的对等性及其价值的相当性。在医患关系中，从总体上看医院负有救治病人的义务与其享有的获得报酬的权利是对应的，其价值也是相当的。当前，我国已经建成比较成熟的社会主义市场经济体制，医疗卫生体制改革取得了长足进步，医疗机构越来越成为独立核算、自负盈亏的经济实体，患者缴费治病、医院收费服务早已成为常态。即便担负着社会公益与福利职能的公立医院也通过政府补贴等形式获得了相应的补偿，而非像传统计划经济时代那样无偿付出而不求回报。至于在维护人民群众生命健康利益方面担负着越来越重要职能的为数众多的私立医院，在性质上与以营利为主要目的的一般企业并无二致，医患之间更加严格遵循等价有偿原则，完全符合民事法律关系的特征。

　　从医患关系发生的根据来看，医患关系也应视为一种民事法律关系，表现为一种特殊的债权债务关系。医患关系的发生主要存在两种情况：一是产生于医患合同。通常情况下，医患关系的发生通过信任委托合同的形式表现出来，患者到医院挂号并按照规定支付医疗费用，医院接诊，表示同意为患者提供各种医疗服务，双方就达成了医疗服务合同关系，医患法律关系即宣告成立。二是产生于无因管理。无因管理指当事人在没有法定或者约定义务的情况下，为避免他人利益受损失而主动、善意地为他人管理某项事务的行为。当昏迷不醒或身无分文的危重患者被送到医院，并没有履行正常的手续时，医院本着治病救人、救死扶伤的人道主义精神，对患者积极进行抢救治疗，医患双方由此形成权利义务关系。因合同产生之债与无因管理产生之债，都属于民法中典型的债权、债务关系，因此医患关系当然属于民事法律关系的范畴。

但是也应该看到，医疗行为与一般民事法律行为存在明显的区别，在诸多方面受到行政管理因素的影响。国家行政权力对于医患关系不是进行消极监督，而是更多地扮演了一个行政管理人的角色，从而使医患关系带有行政法律关系的某些特征。主要表现在：第一，医疗收费与价格的确定。医疗卫生事业关乎国计民生，为了保障医疗事业的健康发展，国家必然需要进行宏观调控，以达到统一分配医疗资源、构建社会基本医疗保健体系的目的。为了保障供给充分的医疗资源服务于社会，努力做到公平与公正，在收费项目、收费标准、医药价格等方面，医患双方不能就医方提供的医疗服务价格进行自主协商，或者由一方擅自定价，而是由国家统一管理划价，医患双方必须严格遵守法律法规的相关规定。第二，关于强制缔约的规定。一般情况下，患者到医院就诊，即向医院发出订立医疗合同的要约，医院必须做出承诺，不得随意拒绝或推诿。因为，国家担负着面向广大人民群众提供社会医疗保障的职能，而医院则是具体执行者，代表社会公共利益为民众提供医疗服务。由于医方拥有专业性的医疗技术和设备而占据优势地位，而患者则一般对医疗技术和诊治过程知之甚少，在医患关系的设计上，将医疗合同主要确定为强制缔约的合同，要求医院在医疗活动中不能无故拒绝患者，否则要负缔约过失责任，甚至受到行政与法律的制裁，以杜绝医方拒绝、推诿患者或见死不救等现象的发生，有利于保护处于弱者地位的患者权益和维护社会公平正义。第三，关于特殊干预权的规定。《中华人民共和国侵权责任法》（简称《侵权责任法》）与《医疗机构管理条例》都规定，因抢救生命垂危的患者等紧急情况，不能取得患者或者其近亲属意见的，经医疗机构负责人或者授权的负责人批准，可以立即实施相应的医疗措施。这可理解为，法律授权医务人员可以行使特殊干预权，即在特殊情况下，为了不损害患者或社会利益，医生可以对患者自主权进行干预和限制，做出适当的医疗决定。表面上，确认特殊干预权是对患者个人意志的限制，患者的知情同意权因之遭受侵犯，但是在更加根本的意义上维护了患者本人以及社会的正当权益，是一种更高意义上的尽职尽责。

此外，医患关系与一般民事法律关系相比较，还具有以下几个特殊性：其一，医疗技术的复杂性。医学是一门高度复杂的学科，医疗工作几乎要运用所有的自然科学和社会科学方法与技术作手段为患者服务，使医患关系面临种种挑战。其二，医疗过程的高风险性。医学从来就不是万能的，既可以治疗疾病又有可能带来意想不到的严重后果，医患关系存在变数，"一只脚在医院，一只脚在法院"是对医生职业风险最真实的写照。其三，医疗职业道德的苛刻性。"医乃仁术"是我国沿袭千年的古训，"救死扶伤"是不变的医学宗旨，决定了医疗行业应该比其他任何的职业都重视从业者的职业道德，任何从业人员的行为既要受到法律的约束，同时也要受到道德的调整。

医患关系的行政化色彩，以及自身具有的特殊性，决定了医患关系不是普通意义上的民事法律关系，既应受到民事法律的调整，也应受到具有行政法特征的法律调整。特别是一些从民法中独立出来的医事法，应该成为调整医患关系、规范医患双方行为最主要的法律渊源。

三、医患关系是一种经济关系

经济关系亦称为利益关系，医患之间的经济关系随着医疗关系的形成而建立。患者到医院就诊，需要缴纳一定数额的挂号费、检查费、治疗费、药品费、住院费等。医院收取这些费用作为维持自身运行与实现发展的物质基础，双方之间形成缴费与收费关系，从而使经济利益成为联结医患关系的纽带，医患关系作为一种经济关系而存在。如果否认医患关系的经济属性，只是片面地要求医务人员无私奉献，就不能真实反映现代医患关系的本来面貌，影响医患关系的和谐。在医疗实践中，医患矛盾的产生总是或多或少地跟经济利益密切相关：患者感觉医院收费不合理、药价过高，或者觉得自己支付高额费用后却没有享受称心如意的医疗服务，心理处于失衡状态，以致形成紧张的医患关系。

曾几何时，我国的医患关系并不是作为一种经济关系而存在。20 世纪 80 年代之前，我国实行计划经济，国家是医疗卫生事业当然的和唯一的举办者，建立起国家主导的医疗卫生体系。无论城镇还是农村，人们都不同程度地享受到政府与社会的医疗保障，患病时的医疗费用由国家或单位承担，或者个人仅仅需要负担很少的一部分，大多数情况下对于个人经济利益并不产生影响，或者这种影响可以忽略不计。此外，当时各级各类医疗机构都不是独立的经济实体，而只是作为落实政府部门医疗保障职能的具体执行者，是地地道道不以赢利为目的、服务于社会公益的货真价实的事业单位。病房建设、设备购置、药品买进、职工工资等医疗单位的各项费用支出，全部由财政拨付，医院全部的营业收入也归国家财政统一管辖，患者的医疗费用与医院或医务人员个人收入之间不发生任何关系。由此，医患之间不发生直接的经济利益，医患关系并不表现为经济关系。

首先，医疗改革启动后，国家对于医疗卫生事业的投入大大减少。1980 年代以来，伴随着经济体制与财税体制改革，我国各级政府预算占卫生总支出的比重一路下滑，从 1980 年的 36.24% 到 2002 年的 15.21%。20 世纪 90 年代后，我国大多数地区的政府部门拨付给公立医院的事业费数额较少，已经不足以支付广大医护人员的工资，甚至不够支付医院的水电费用。在这样的背景下，原先由政府负担的各项费用不得不变为由医院与患者买单。1985 年卫生部颁布《关于卫生工作改革若干政策问题的报告》，核心思想是放权让利，扩大医院自主权，实际上是复制国有企业的改革模式，强化医院自负盈亏的能力。1992 年，国务院下发《关于深化卫生改革的几点意见》，按照"建设靠国家、吃饭靠自己"的精神，扩大了院长负责制的试点，要求医院进一步"以工助医、以副补主"。这种"只给政策不给钱"的改革办法促使医疗卫生机构行为模式逐渐发生转变，盈利越来越成为各级各类医疗机构一项重要的经营目标。患者在医院遭遇名目繁多的各种收费已不可避免。其中，为了弥补财政补贴与医疗成本之间的缺口，增加经营收入，公立医院采用了药品加价的办法，卖药逐步成为医院最重要的利润来源之一，以致出现了医院和医生为患者多开药、开贵药的现象，导致患者的医疗费用支出大大增加。

其次，将市场机制引入医疗服务行业，更加使盈利、创收成为广大医院工作的主要目标。随着市场机制的进一步引入，医院的公益性质有所弱化，一些医院企业化、市场化色彩更加浓厚，几乎已经完全蜕变成经济效益至上的市场主体。医疗服务体系全面趋利化，盈利就越来越成为广大医疗机构与医务人员的主动追求，于是廉价而有效的技术和药物不再受到青睐，"大检查""大处方"等过度医疗现象成为常态。因此患者承受的医疗负担也更加沉重。

再次，计划体制下的医疗保障制度走向解体。面向国家机关与事业单位的公费医疗尽管仍然存在，但是因为浪费现象严重颇受诟病，而且报销所要求的条件也越来越苛刻，报销的额度也有降低的趋势。随着企业经营体制改革，面向国有企业的劳保医疗由于受到企业自身经济效益限制，已经根本无法担负起原有的职能：有的企业对职工医疗费用负担比例越来越小，有的企业早已破产，职工的医疗保障更是无从谈起。在农村，随着统分结合的双层经营体制与家庭联产承包责任制的实施，原先以人民公社集体经济为依托的合作医疗制度不可避免地迅速瓦解，农民又需要自费看病。最近几年，我国提出新的医改规划，城镇医疗保险制度与农村新合作医疗制度逐渐得到落实，人民群众重新享受到医疗保障制度带来的实惠。但是，在一定数额之内，或者按照一定比例，以及在某些药物与检查项目上，患者治病仍然需要支付医疗费用，医患双方表现为一种经济关系。

最后，私立医院蓬勃发展，在医疗服务行业占有越来越重要的地位。1985年医改启动以来，几乎每一个医改政策性文件都要强调鼓励社会办医，截至2008年私立医院的数量已经占到医院总数的20%左右，有力地满足了人民群众对于医疗服务的需求。对于绝大多数私立医院来说，利润无疑是最大的追求，医患之间属于一种典型的商品服务关系，经济利益是联系医患关系的主要纽带。

综上所述，今天我国的医患关系无可置疑地是一种经济关系。在处理医患关系时，应该从这一实际出发，充分考虑医患双方尤其是患者的正当权益。医疗机构收取各种费用必须充分考虑收费的合理、合法性以及患者的承受能力，医务人员的诊疗方案应该尽可能地考虑患者的医疗成本，避免"大处方""大检查"现象的发生。事实上，各种过度医疗现象的存在已经成为医患纠纷频发的主要原因，其实质是在诊疗过程中因为患者经济利益遭受侵害而引发的矛盾与冲突。同时，应该指出的是，经济关系作为医患关系存在的基础，是医患关系的一个重要属性，而不是全部，也并非其最重要的特征。如果只是片面地单纯强调医患关系是一种经济关系，而看不到医患关系的其他属性，就可能忽视医患关系的人道主义性质，并导致医患关系的异化，进一步强化医患关系物化的趋势，不利于医患关系的和谐及医德医风建设。

除了作为一种道德关系、法律关系、经济关系而存在，医患关系还具有其他属性。例如，医患关系是一种文化关系。文化是一种内涵丰富的社会现象，常常悄无声息地对社会的发展产生影响。在医疗服务过程中，医患双方的世界观、人生观、价值观，对医疗工作的认识与态度，以及个人的兴趣爱好、性格与气质都会对医患关系产生重要的影响。从医院角度，应该大力建设医院文化，为医患关系塑造良好的文化环境与氛围。从医疗设备、院容院貌、就医环境、医务人员的仪容仪表，到医院规章制度、医务人员的言行举止，再到医院的经营理念、医务人员的服务意识与文化素养，都应该成为医院文化建设的重要内容。再如，医患关系还是一种特殊的人际关系，即在与疾病作斗争中，医患双方并肩作战、唇齿相依，谁也离不开谁。医疗工作者如果失去了患者，英雄就没有用武之地，就不能实现其自身价值，也没有了经济收入，难以生存与发展；而患者如果失去了医疗工作者的治疗与救助，其生命和健康就得不到保障，其他一切更是无从谈起。因此，有人将医患之间的关系，生动形象地比喻为"患者是医生的衣食父母，医生是患者的再生父母"。

第三章
医患关系中的权利与义务

在人类社会关系中，权利和义务虽然不能涵盖一切，但至少是其中最基本的关系之一。马克思说过："人们奋斗所争取的一切，都同他们的利益有关。"权利与义务是医患关系问题的核心，医患关系融洽与否，归根结底反映出对医患双方的权利与义务处理是否妥当，即权利是否得到应有的保护、义务是否得到较好的履行。在医疗工作实践中，医患双方的权利遭受侵犯，尤其对患者权利保护不力，是近年来导致我国医患关系困局的关键所在。

一、权利与义务

当今社会，权利与义务是一对非常重要的范畴，在法学、伦理学、经济学、哲学、社会学等领域都被广泛使用，用来体现某一主体的利益诉求。对其概念界定不清楚，会影响人们的准确认识与把握。

1. 权利的内涵

"权利"一词在古代汉语里很早就已经存在，但是其内涵与今天大不相同，一般带有消极或贬义色彩，大体上指权势与财货。例如，《荀子·劝学》里说"是故权利不能倾也，群众不能移也"，《后汉书·董卓传》里"稍争权利，更相杀害"。19 世纪中期，美国学者丁韪良把维顿（Wheaton）的《万国律例》（*Elements of International Law*）翻译成中文时，选择了"权利"这个古词来对译英文"rights"，从此以后，"权利"在中国逐渐成为一个褒义的，至少是中性的词，并且被广泛使用。

在今天，一般意义上的权利指为道德、法律或习俗所认定为正当的利益、主张、资格、力量或自由。在内容上，权利可以概括为两个方面：权能与利益。权能指权利能够得以实现的可能性，它并不要求权利的绝对实现，只是表明权利具有实现的现实可能。利益则是权利的另一主要表现形式，是权能现实化的结果。

根据不同的标准，可以对权利进行不同的分类。

（1）根据权利是否能够实现，可以分为应然性权利与实然性权利。前者指根据社会发展以及个人生存发展的需要，权利主体应该享有但是目前尚未实现的权利，如事实上的人人平等权；后者指目前可以实现的权利，如法律规定的大多数权利。

（2）根据权利产生的依据，可以分为道德权利与法律权利，即权利主体依据道德原则、规范享有的权利，以及依据法律的规定享有的权利。

（3）根据权利发生的因果联系，可以划分为原权和派生权。前者指基于道德或法律规范的直接确认而存在的权利，又称第一权利，如人格尊严权、财产所有权等；后者指由于他人侵害原权利而发生的法律权利，也称第二权利，主要指救济权，如因财产权遭受侵害而发生的损害赔偿请求权。

（4）依据权利之间固有的相互关系，可以划分为主权利和从权利。前者指不依附其他权利而可以独立存在的权利，如患者生病后获得及时救治的权利；后者指以主权利的存在作为前提的权利，它从属于主权利的存在，如患者接受诊疗过程中的个人隐私权等。

（5）根据权利的具体内容，分为人身权利、财产权利、政治权利、文化教育权利等。不同权利的属性与特点存在差异，其实现方式与保护要求也各不相同，需要引起社会的广泛重视。

2. 义务的内涵

作为与"权利"相对应的概念，义务指一定的个人或组织，基于道德、法律以及其他规范性要求需要承担的责任，通常表现为应该做出某些行为，或者不得从事一定的行为。义务常常与权利相伴相随，例如在民事法律关系中两者具有对应性，没有权利就无所谓义务，没有义务也就没有权利。但是，在其他一些社会关系中，例如在道德关系中，享有权利却未必以履行义务为前提，履行义务也并非同时会获得享有权利作为回报。在医患关系中，充分尊重患者的知情同意权等权利，就仅仅是一种不求任何回报的单向行为，是每一位医务人员应该履行的基本义务。

根据不同的标准，也可以对义务进行分类。

（1）根据产生的依据不同，即是基于道德要求产生，还是基于法律规定产生，可以分为道德义务与法律义务。

（2）根据履行义务的对象不同，即向什么人承担义务，可以分为绝对义务与相对义务。前者又称对世义务，指对一般人承担的义务，如不得侵害任何人的生命权、健康权与合法财产权等；后者又称对人义务，指对特定人承担的义务，如债务人只对债权人承担清偿债务的义务。

（3）根据履行义务的方式不同，可以分为积极义务和消极义务。前者指必须积极主动地做出一定行为的义务，如纳税、抚养的义务；后者即消极地不做出一定行为的义务，如不得侵入他人住宅的义务。

（4）根据义务产生的因果关系，可以分为第一义务与第二义务。这一区别的标准与权利中的原权利与派生权利的划分相当。第一义务对应原权利而存在，即不侵害他人权利的义务；第二义务对应派生权利而发生，即由于侵害他人权利而发生的义务。

3. 权利与义务的关系

权利与义务是一对复杂的矛盾关系，即对立统一的关系。两者之间的对立主要表现为：权利与义务在价值取向上是明显对立的。

在利益的增损和流向上，权利是"应当"从他人、社会得到的，意味着利益的增加；而义务则是"应当"向他人、社会提供的，意味着付出或减损。只有明确权利与义务的确切内涵、价值取向，才能更加有效地维护权益，更自觉主动地履行义务。

两者之间的同一性主要表现为：在一般意义上，双方是互为条件而存在的，他们都以对方的存在作为自己存在的前提。马克思说过："没有无义务的权利，也没有无权利的义务。"

一方面，任何权利的实现都以义务的履行作为前提，而义务又以相应权利为条件。无论权利的主体或是义务的主体，都共同存于社会的利益配置关系之中，在互动中表现出自己的存在。另一方面，权利与义务双方具有同一价值量。即在特定社会中，社会权利价值量总和与社会义务价值量总和是相等的；在一个具体"利益"事物中的权利价值量与对应的义务价值量是相等的。①

关于权利与义务基本问题的探讨，对于认识医患关系中的权利与义务问题具有指导意义，并为这些问题的解决奠定基础。

二、患者的权利与义务

患者作为医患关系的主体，所享有的权利以及承担的义务对于医患关系具有重要影响。尤其是处于弱者地位的患者，其权利能否得到较好实现与有力保障，是建构和谐医患关系的关键，也是学术界与全社会关注的重点。

（一）患者的权利

1. 患者权利的内涵及发展

患者权利，简单地讲，就是患者在医疗机构接受诊疗的过程中应该享有的各种权利总称。医疗活动的主要宗旨是"治病救人"，实际上就是维护患者的生命权与健康权，最大限度地满足患者在生

---

① 吴忠希. 论权利与义务 [J]. 江西社会科学，2005（6）：170－174.

理、心理上的各种需要。再加上由于医疗信息不对称导致患者在医患关系中处于弱者地位，患者权利成为医疗工作中最应该引起重视和加以保护的权利。

现代意义的最早关于患者权利问题的讨论，始于法国大革命时期。当时，法国医疗机构中，每张病床要睡二到八名患者，不利于对患者的治疗和患者的康复，患者的生命健康权难以得到保障。特别是穷人就医时，医疗条件更为恶劣，患者的医疗保障权受到极大侵害。因此，1798年大革命时期的法国国民大会作出规定，一张病床只能睡一位患者，两张病床要间隔九十厘米，并喊出了"给穷人以健康权"的口号，通过立法肯定穷人拥有健康权和获得治疗权。这一做法很快在欧洲各国得到回应，由此掀起了一场声势浩大的"患者权利运动"。之后，患者权利在世界各国逐渐得到重视，并获得越来越多行之有效的保护。20世纪六七十年代，随着人权运动的蓬勃发展，患者权利被视为一项基本人权，在全世界范围内掀起了患者权利运动高潮。1970年6月，美国全国福利权益组织起草了一份文件，要求美国医院审定联合委员会将患者的权益问题纳入到重新修改的医院标准中去，规定了"任何时候提供公平和人道的治疗""保护隐私和保密权，强调病人自愿参与教学和研究计划""知情同意的必要性"以及"在供应者与病人之间要进行有效的交流"等条款。以此为契机，1973年美国医院协会制定并发表《患者权利法案》，为本国保护患者权利立法奠定了基础，并推动了全世界范围内的患者权利立法活动。在其他国家和地区，例如1975年欧洲议会理事会将有关保证患者权利的建议草案提交给会员国，要求它们强化对患者权利的保护，而日本、新西兰、英国等国患者权利运动也如火如荼地开展起来。1981年，世界医学会在葡萄牙召开的第三十四届大会上通过了《患者权利宣言》，标志着全世界范围内对于患者权利问题的认识与保护达到了一个新的水平。

20世纪80年代以来，随着医疗卫生体制改革的进行，我国开始关注患者的权利问题。学术界开始探讨患者权利的重要意义与内涵等基本问题，在借鉴西方国家的相关研究成果，并结合我国医疗工作实践的实际基础上，对患者权利问题的认识逐渐深入。早期比较具有代表性的论著有：李本富的《病人的权利与义务》、邱仁宗的《病人的权利》、饶向东的《病人权利之研究》等，对于患者权利的内容、意义进行了系统的论述。1997年，第九次全国医学伦理学年会讨论并形成文档《病人的权利和义务》。不久，卫生部在深入调研基础上编写了《卫生法立法研究》一书，总结归纳了病人应该享有的十八项权利，表明我国对于患者权利的认识日益深入，并且上升到法律保护的层面。时至今日，保障患者权利已经成为全社会的一种基本共识。但是，目前我国尚缺乏一部专门的"患者权利法"，关于患者权利保护的规定散见于《中华人民共和国宪法》（简称《宪法》）《民法通则》《执业医师法》《医疗机构管理条例》等医事法律法规中。

2. 我国法律确认的患者权利谱系

具体而言，我国法律确认的患者权利谱系成员主要为：

（1）平等医疗权。这是"法律面前人人平等"原则的具体体现。每个患者都拥有平等享有和使用一切医疗资源的权利，都可以向医疗机构及其医务人员寻求医疗照护，得到应有的诊治与护理，解除病痛、祛除疾病、延续生命、恢复健康，以提升生命质量。在医疗资源分配与医疗规则的适用上，所有患者一律平等，既不存在特权患者，不容许任何人凭借权力优先或过量占用医疗资源，也不允许任何歧视现象的存在，医疗机构及工作人员应该一视同仁地为所有患者提供优质、高效的服务。

（2）生命健康权。生命权指作为一个自然人的生命安全不受侵犯，非经司法程序，生命不可受到剥夺。每一名患者都拥有保持自身生命安全的权利，在自身生命遭受威胁，包括在心跳、呼吸、脑电波暂停等情况下，拥有接受最大努力抢救的再生存权。健康权是指一个人拥有保持人体器官及各系统乃至身心整体的安全运行，以及功能的正常发挥，或者实现自身生理和心理健康的权利。患者在个人健康受到损害的情况下，当然有从医疗机构获得帮助的权利，这也是医疗工作者最基本的职责所在。

（3）人格尊严权。人格尊严不受侵犯，这是任何一个人应该享有的最基本权利。尤其是患者由于生理上病痛的折磨，以及心理上承受的痛苦，常处于脆弱的状态，更加需要受到充分的尊重，人格尊严理应得到较好的维护。作为医务人员，应该从言行举止等各个方面，使患者得到礼貌的对待，享受到文明的服务。

（4）知情同意权。患者在选择和接受诊疗过程中，拥有获得包括有关医疗机构和医生的资质、医疗设施、治疗环境、医疗费用等方面的医疗背景信息，以及直接与患者病症相关的必要治疗信息（治疗方案、存在风险、预后效果等）的权利。患者在知悉各种基本信息的基础上，对于医院的治疗方案与措施，通过权衡后拥有接受或部分接受或拒绝的权利。

（5）个人隐私权。患者个人隐私是患者本人不愿意向外界公开、不想为他人所知悉的信息，包括患者姓名、住址、个人生活习惯、个人病史、家族病史、身体状况、所患疾病等内容。保护、尊重公民隐私权是世界各国法律的一项普遍性规定，我国法律也依法保护公民享有个人隐私权。在医疗实践中，由于疾病诊治和医疗护理的特殊需要，医护人员最有便利条件获得患者的秘密与隐私，有责任依照法律规定与医学人道主义的要求保守患者的秘密与隐私。

（6）收取医疗档案权。医务人员应当按照《病历书写基本规范》及其他相关档规定，如实、清晰、规范地将患者在院期间的诊断、治疗等情况记录在案，患者及其家属有权利对此进行查看、复印和留存。这些医疗档案包括患者的门诊病历、住院志、体温单、医嘱单、化验单、医学影像检查资料、特殊检查同意书、手术同意书、手术及麻醉记录单、病理资料、护理记录以及卫生行政部门规定的其他病历资料。

（7）诉讼与求偿权。依据相关法律规定，在出现医疗事故、医患纠纷，或者患者的合法权益遭受其他伤害时，患者有权依法通过诉讼途径获得救济。如果确系医务人员的医疗或护理存在过失，致使患者的健康利益和相关权益受到侵害，患者及其家属可以要求医院进行赔偿。

（8）社会责任免除权。这一权利指患者在经过合法的执业医师诊断与治疗、获得了医疗机构的证明后，有权根据病情和自身的身体状况的实际，受到特殊的关照，暂时或长期免除诸如服兵役、献血、从事特殊的工作等社会责任和义务。

此外，《医疗事故处理条例》还专门规定了患者在医疗事故处理过程中的权利：对病历资料共同封存权、共同委托鉴定权、再次鉴定申请权、随机抽取专家权、申请回避权、陈述和答辩权。

3．我国有待确认的患者权利谱系

以上述法律规定为基础，我国初步建立起具有特色的医疗卫生法律制度体系，在促进医疗卫生事业的发展方面发挥了重要作用。但是，患者权利是一个开放的体系，现有法律没有也不可能穷尽对患者所有权利的保护。目前从我国的医疗实践出发，至少下列患者权利谱系的成员有待于得到法律的确认。

（1）优质服务权。患者不仅享有得到及时救治的权利，而且医疗机构应该尽可能地为其提供高质量、高水平的服务。大多数发达国家在立法中对该项患者权利作出明确规定。例如，日本早在1894年的《患者权利宣言》中就提出患者拥有"接受最佳医疗权利"，2003年德国患者权利宪章规定患者有"获得优良治疗的权利"。每一位患者有权获得优质服务，具体来说，要求医疗机构在技术与服务上，精益求精，达到现有条件下的最高水平；在服务态度上，视患如亲，使患者处处感到温暖与慰藉，而没有孤苦无助的感觉；在权益保障上，确保患者身体、精神与经济方面的各项权利不受侵犯；在医疗环境上，努力做到文明、卫生、安全、有序，避免"脏、乱、差"等。

（2）避免过度医疗权。避免过度医疗是获得优质服务的应有之义，然而，由于医疗实践中过度医疗现象的严重存在，小病大治、滥施检查、开大处方等现象已经成为广大患者与全社会普遍诟病的痼疾和影响医院发展的毒瘤，因此对患者享有该权利专门予以强调具有重要的现实意义。近些年来，天价医疗费事件屡屡发生，不久前的"八毛钱治好病"事件在网上引发热议，折射出过度医疗现象的极端严重性以及社会公众的强烈不满情绪，也表明目前治理过度医疗现象的紧迫性。2010 实施的《侵权责任法》规定："医疗机构及其医务人员不得违反诊疗规范实施不必要的检查。"该法对过度医疗行为敲响警钟，但是由于我国现有法律制度仍然缺乏对患者该项权利全面、系统的保护，相关立法有待进一步完善。

（3）参与救治权。随着社会的发展，尤其是医学模式的转变，人们越来越认识到：在医疗过程中，患者不能被视为纯粹被动的诊治对象，而是应该根据具体情况积极发挥患者的作用，让患者参与治疗过程，促进医疗方案决策的民主化。在大多数情况下，患者需要配合医生的诊疗行为，积极提供个人相关疾病信息（发病时间、病症表现、有无病史等），表达个人观点，了解并确认采用何种具体的治疗方案；少数患者（慢性病、预防性疾病等）还可能居于主导地位，跟医务人员享有同等的权利，共同确定具体的治疗方案。每一位医务人员都必须明确，参与治疗不仅是实现治疗目标、促进患者康复的必要手段，更是患者享有的一项基本权利。

（4）诊疗期间的人身、财产安全权。患者的人身、财产安全权既包括有权要求医疗机构提供安全的医疗服务环境，其内容包括保证建筑物与医疗设施的安全、防止患者因病菌扩散导致交叉感染等，也包括采取适当措施防止患者及家属在医院期间的人身、财产权利受到意外侵害。后者尤其更应引起医疗机构的高度重视。近年来，湖南、重庆等地的多家医院发生因管理不善、防护措施缺位导致患有抑郁症的产妇偷逃出医院自杀的事件，而患者住院期间财物失窃甚至产房内婴儿被"盗"事件也屡屡被媒体披露出来，充分表明保护患者在医院期间的人身、财产安全权的重要性。

（5）监督、批评、建议权。这是维护患者正当利益的重要体现。美国等国的《病人权利法案》都明确规定：患者对医院收费情况具有查账权，作为患者监督权的重要组成部分，其他国家的法律也大多规定了患者的监督、建议、批评权。在我国，尽管宪法确认公民对于国家机关及工作人员的监督、建议、批评权，但并不意味着患者因此享有对医务人员治疗、服务、收费等方面监督检查的权利，确认患者拥有包括查账权在内的医疗监督权在具有重要现实意义。对于医疗服务中存在的各种问题，患者均有权提出疑问、寻求解释、要求改正，并可以提出批评和建议，理应得到法律的支持与保障。

（6）结社权。患者往往是孤立、分散的社会成员，其所面对的医疗机构是具有强大经济实力、复杂组织机构和拥有医学专业人员的团体，个体病患很难和医疗机构抗衡。除了国家应予指导和支持、社会予以帮助外，患者有权团结起来，以"患者协会"或"联合会"等多种方式存在。一方面，在其组织内部进行自我教育、自我鼓励、互相扶助，提高法律意识与医学知识，对组织中的成员提供必要的支持和帮助；另一方面，这些组织应有权利代表患者群体，反映本群体的呼声，参与政府医疗卫生政策、法规的制定，对医疗服务体系进行监督，以促进医疗服务环境的改善和质量的提升。患者作为"公共医疗服务体系使用人"，他们的权利包括对医疗体系运转的知情权、代表本群体的权利和组成协会的权利、对医疗服务体系的监督权。

在理论上，患者还享有一些权利，例如患者自主选择医生的权利、拒绝治疗的权利、安乐死的权利等。由于医疗条件、社会发展水平等因素的制约，在我国通过立法进行严格保护的条件尚不成熟，医务人员应该从具体情况（患者要求、病情及治疗需要、医院医疗条件等）出发最大限度地尊重患者的意愿，依据医疗服务宗旨与原则维护患者权益。

4. 患者权利谱系的种类

为了更好地认识患者权利，强化对患者权利的保护，有必要对患者权利进行概括与分类。依据不同标准，可以将患者权利谱系成员划分为以下几类：

（1）法律权利与道德权利。法律权利指通过法律确认并由国家强制力保障的患者权利，道德权利指患者作为一个人在医疗过程中应该享有的由道德原则和规范所认可并维系的各种权利，是一种应然性权利。法律权利以法律形式专门确认，权利内容与边界、权利保护、侵权防范与处罚、权利救济及寻求救济的机构都明确而具体，因而比较容易得到保护。相反，道德权利的调整标准或准则比较模糊，虽然也具有规范性，但这种规范性很弱，它甚至不是文本，而是存在于人们的意识和生活经验之中。在医疗实践中，没有也不可能对患者道德权利保护做出明确规定，因而它们容易被忽视与遭受侵犯，当前加强患者道德权利保护甚至比法律权利保护更加重要而迫切。

（2）基础权利与派生权利。基础权利指患者享有的医疗权利，具体包括获得及时救治的权利，以及与之直接相关的患者生命权、健康权。这些权利主要基于患者最基本的角色定位——需要得到救治的人员所形成，是最传统意义上的患者权利。派生权利是患者在医疗权基础上产生的人格尊严、隐私保护、知情同意、医疗服务选择、病历资料查阅与复制、诉讼等各项权利。保障患者的基础性权利，是以"治病救人"为天职的医务人员起码的职责要求，比较容易引起重视和得到保护，但随着社会发展与人们权利意识觉醒，患者权利绝非仅仅意味着获得治疗与实现身体的康复，而是涵盖及时获得救治、充分得到尊重、享受优良服务等全方位要求。一些观念陈旧、权利意识缺乏的医务人员将工作目标局限于"治病救人"，忽视了其他方面，对患者人格权、隐私权、知情同意权等派生权利造成不同程度的侵害，是导致医患冲突频发的重要原因。

（3）经济权利与人格权利。患者经济权利主要指患者经济困难时获得物质帮助以及在医疗过程中享有合理支出医疗费用的权利。人格权利指患者享有生命健康、人格尊严、隐私保护以及平等医疗等权利。《宪法》规定，公民在年老、疾病或者丧失劳动能力的情况下有权从国家和社会获得物质帮助，即获得物质帮助权是患者的一项基本权利。对于绝大多数患者而言，经济权利主要表现为避免不必要的医疗开支，特别是避免过度医疗、医药费用过高等权利。由于公共投入不足背景下医疗服务市场的产业化，使医疗机构以逐利为目的，从业人员也把谋求更大的经济利益作为行医行为的准则，把医疗服务行为等同于市场上的一般商品和服务，患者经济权利遭受侵害现象普遍存在，已经成为社会的焦点问题。至于患者的人格权，比经济权利更容易被忽视（特别是人格尊严、隐私、平等医疗等），常常成为医患纠纷发生的诱因，或者为紧张的医患关系埋下伏笔。事实上，患者对医疗服务是否满意，常常不以医务人员技术水平高低来衡量，而是看他们对患者是否耐心、认真以及发自肺腑地同情与关爱，是否对患者人格权予以充分的尊重。

（4）一般患者的权利与特殊患者的权利。随着社会发展与人们权利意识的增强，以及法律法规的完善，一般患者的权利逐渐受到高度重视并得到有效保障。但是，一些特殊患者（主要从疾病种类、患病程度以及治疗方法等方面考虑）究竟应该享有什么样的不同于普通患者的权利，则较少引起关注，相关法律规定更是欠缺。例如，处于临终状态——身患不治之症且濒临死亡的患者，在备受病痛残酷折磨时应该享有哪些权利？一般认为，临终患者有权接受医疗、护理、心理关怀相结合及全社会共同参与的全方位特殊服务，享受到胎儿在生理子宫中那种温暖的爱（即社会沃姆原则），同时也拥有拒绝通过进一步治疗来维持其质量低下的生命的权利。但是，对此尚需进一步开展研究，需要医学界、伦理学界以及社会公众达成共识，特别是有待于得到法律的认定。

（二）患者的义务

每一个人在享有社会赋予他权利的同时，也必然承担着对社会与他人的义务。在医患双方关系中，尽管患者的义务并不扮演重要角色，社会关注的焦点往往是患者享有的权利与医务人员应该承担的义务，但是患者对自身义务的认知及履行情况，直接影响着医疗工作的正常进行与和谐医患关系的建构。在医疗实践中，有的患者不遵守医院规章制度，不排队、乱插队、大声喧哗、蓄意欠费；有的患者对医务人员不够尊重，要求苛刻，无理取闹；还有的患者在没有达到预期治疗目标时迁怒于医院及医务人员，出现破坏医院设施、伤害医务人员等现象，无不对医院各项工作的正常进行造成危害。

关于患者义务的规定，散见于我国宪法及部分医事卫生法律中。例如，《宪法》规定："中华人民共和国的公民的人格尊严不受侵犯。"《执业医师法》规定，全社会应当尊重医师。《传染病防治法》规定，传染病人应当接受隔离治疗、配合实施必要的卫生处理和预防措施。1986 年颁布的《卫生部、公安部关于维护医院秩序的联合通知》规定，患者要严格按照医嘱进行检查、治疗，患者就诊、治疗要按章缴费，禁止任何人利用任何手段扰乱医疗秩序、侵犯医务人员的人身安全、损坏国家财产。根据目前法律、法规的规定，并结合医疗工作的实际，一般认为患者的主要义务如下：

（1）尊重医务人员及劳动的义务。在医患关系中，医务人员与患者的人格与地位平等，并且在为患者实施诊疗过程中付出了辛勤劳动，理所当然应当受到患者及家属的尊重。患者对于医务人员语言、行为要文明，切忌脏话连篇、苛刻挑剔、无事生非，更不能进行谩骂与殴打，侵犯他们的人身权利。此外，由于医疗工作具有很强的专业性，而患者往往是门外汉，所以医生有高度自主权，可以根据病情独立地做出医学诊断与决策，患者应该予以充分的信任与尊重，积极配合与支持。当然，由于客观条件的限制，目前我国医疗卫生条件还存在一些不尽如人意的地方，患者也应该给予最大限度的宽容和谅解，而不能一味地牢骚满腹，刁难与责怪医务人员。

（2）遵守医疗规章制度的义务。医疗机构的各项规章制度是保证医疗工作正常进行、实现治病救人宗旨的基本措施。患者在就医过程中，应该自觉遵守医疗机构的各项规章制度，如及时缴纳医疗费用，严格遵守候诊制度、探视制度、卫生制度、隔离制度，严格遵守公共秩序，爱护公共卫生，服从医院安排等，协同医务人员一起维护正常的医疗秩序，塑造良好的就医环境。

（3）积极配合诊疗的义务。在整个诊疗过程中，医务人员"治病救人"与患者"获得健康"的价值目标是完全一致的，因而患者及家属应该积极配合医务人员的各项工作。具体地说，诊断是治疗的基础，而诊断是从收集病史资料开始的，患者应该向医生真实、完整地陈述与病情有关的病史资料和其他信息，不应有任何的隐瞒。在确定疾病的性质与具体治疗方案后，患者应该积极配合医护人员，不折不扣地执行医嘱，并及时地向医务人员反馈自己的病情变化情况，以及生理上与心理上的感受和体验，与医务人员共同努力，尽快实现消除病痛、恢复健康的目标。

（4）避免疾病传播的义务。作为患者，在就医时应该充分认识到自己所患疾病的危害性质，努力避免将疾病传播给他人。特别是传染病患者，例如肺结核、肝炎、流行性感冒、性病患者等，在治疗过程中应该尽可能地了解传染病传播的可能性和传播途径，本着对外部环境和社会人群高度负责的态度，严格遵守隔离治疗制度，坚决避免将疾病传染给社会，防止疾病的进一步扩散，努力维护广大人民群众的健康。

（5）支持医学科学研究的义务。以推动医学科学发展、促进医疗技术不断提高为主要宗旨的医学科研活动是造福于全人类的事业，任何人都有责任为之贡献自己的力量，每一位患者应该尽可能地提供支持与帮助。医学人员研究探索各种疾病的预防、治疗，以及疾病发生、发展、转变等规律问题，不断取得一项又一项新成果并用于医疗实践，无一不是在患者的积极配合下实现的。例如，对新药、新技术的实验与使用，对死因不明的患者进行尸体解剖，以弄清死亡原因，都需要患者本人或家属的支持与理解。此外，医学生的临床见习、实习也都需要得到患者的支持、协助和配合。所以，至少在道义上患者负有支持开展医学科研的义务。当然，患者的支持与合作必须建立在患者或家属知情、自愿的前提之下，而且原则上以不能损害患者的身心健康为前提，否则就是对患者正当权益的侵犯，是对医疗基本工作宗旨的背离与践踏。

三、医务人员的权利与义务

（一）医务人员的权利

在医患关系中，处于弱者地位的患者权利往往受到高度重视，而医务人员的权利容易被遗忘。事实上，医务人员不仅应该享有作为一个自然人享有的各种权利，而且他们担负着治病救人、救死扶伤、维护患者生命健康利益的神圣使命，理应受到患者与全社会的尊重与保护。更何况，医务人员作为医患关系中的主导力量，确认他们的权利对于医疗卫生工作的顺利进行、构建和谐医患关系都具有极其重要的意义。我国现行法律明确规定了医务人员所享有的各种权利，例如我国《执业医师法》《护士管理条例》分别规定了执业医师和护理人员在执业活动中享有的一系列权利。

根据相关法律的规定，结合我国医疗工作的实际情况，总的来说，医务人员的基本权利主要包括以下几个方面：

（1）人格尊严权。医务人员享有法律保障的人格尊严权，在其特殊工作岗位上为救治患者付出劳动与心血更应该得到患者及家属的尊重。在对患者实施诊疗，帮助他们挽回生命、恢复健康的过程中，绝大多数医务人员秉持治病救人的理念，兢兢业业，无私奉献，理应赢得患者与社会的尊敬。即便由于医学发展的局限性，或者受到医务人员自身知识与能力的限制，不能够完全达到挽救生命、恢复健康的目标，他们履行救死扶伤的职责依旧功不可没。然而，在医疗实践中，一些患者及家属无理取闹、百般刁难，甚至威胁医务人员的人身安全、侵害他们的生命与健康利益，违背了社会公共道德，应该受到法律的严惩。

（2）实施诊疗权。诊疗权是医生一项最基本的权利，是完成治病救人神圣使命的必然要求。医生在对患者诊疗的过程中，基于确诊病情、实施治疗的需要，有权在法律允许的范围内采用任何方法与措施，使用一切可能的临床治疗手段。而且，在实施诊断时，医生是最大的权威，对于患者的病情最具有发言权，对于疾病的性质拥有最终决定权。在确认患者病情的基础上，具体采取什么样的治疗方法，进行门诊治疗还是住院治疗，药物治疗还是手术治疗，医生同样拥有自主决定的权利，不受其他人的干扰。当然，医生个人的诊疗权也不是完全绝对的，对于重大、疑难疾病应该进行专家会诊，对于一些疾病具体治疗方案的确定与实施还需要听取患者及家属的意见，力求最大限度地维护患者的健康和其他正当权益。

（3）医疗干涉权。该权利指在特定的情况下，限制患者自主权的使用，以更好地维护患者与社会的根本利益。也就是说，如果患者的自主选择违背社会、国家、他人利益或自我根本利益，医务人员可以毫不犹豫地进行干涉。医疗干涉权的应用主要存在以下情形：患者拒绝治疗，可能给其自身带来严重后果或不可挽回的损失时，医生有权在做出耐心解释的前提下进行干涉，如对精神病患者和自杀未遂等患者可以采取限制他们行为自由的必要措施；对患者进行人体实验性治疗时，如果可能产生不良后果，即使患者对此知情并同意，或者患者本人出于某种动机提出主动要求，医生也应该行使特殊干涉权保护他们的健康利益；患者了解病情及预后，有可能影响治疗过程或效果，甚至对患者带来不利影响，这时医生需要隐瞒真相，干涉权的使用是必需的，也是道德的；为了保护社会、他人及患者本人的利益，对患者行为进行控制，例如对于某些传染病患者，对于发作期的精神病患者或有自杀意念的患者，应该采用合理、有效的措施控制患者行为，避免不良后果的发生。

（4）中止治疗权。在某些特殊情况下，医疗机构及医务人员有权中止对患者实施治疗，责任与后果由患者自行承担。例如，患者提出不合理要求，在得不到满足时寻衅滋事，影响正常的医疗工作秩序；患者故意违约或迟延受领，严重违反医院规章制度，造成不良后果，如恶意拖欠医疗费用，并在宽限期限内仍不补交。此时，医院一方有权在确保患者生命健康利益的前提下，只保留维持生命的必要用药，停止其他一切治疗。当然，这种权利的行使应该受到限制，只有在不违背"治病救人"的人道主义宗旨，在根本上不违背对患者有利原则、无伤原则以及社会公益原则，包括充分注意到中止治疗不会对患者疾病治疗产生不利影响时，医生才能行使这一权利。

（5）科学研究权。为了推动医疗卫生事业的发展以及促进医学科学的进步，在符合法律规定和道德要求的前提下，医务人员有权进行医学科学研究。其中，最主要的一个方面是进行人体实验。人体实验是以人体作为受试对象，用科学的实验手段，有控制地对受试者进行考察和研究的医学行为过程。开展人体实验，必须严格遵守相应的伦理原则，促进医学发展是唯一目的，受试者知情同意，维护受试者利益，实验的科学性与规范性等，确保患者的生命健康不会因此遭受侵害。

（6）民主管理权。在公立医院中，医务人员是医院的主人，有权了解医院的运行与发展情况，参与医院的发展规划，并对所在单位的医疗、预防、保健工作和卫生行政部门的管理工作提出意见与建议，依法参与单位的民主管理。这既是他们的当家做主的体现，也是实现医院各项事业健康、快速发展的必然要求。

（7）追求正当利益的权利。医务人员和社会其他成员一样，都具有基本的物质生活需要，具有改善物质文化生活的基本需求。他们在为救治患者付出心血与汗水之后，当然有权利获得合理的工资报酬，享受福利待遇、参加社会保险，也有权利在精神上得到社会的积极评价。对这些正当利益的追求，绝不能简单地评价为功利主义。尽管医务人员的努力工作不是为获得报酬与得到积极肯定，但是也不能要求他们只讲究奉献而不顾及个人的正当利益，甚至为了医院的发展做出较大的牺牲。在医疗实践中，一些医院取得了非常好的经济效益，但是广大医务人员的收入却不高，不但影响了他们的工作积极性，也必然不利于医院的长期发展。

（二）医务人员的义务

在医患关系中，医疗工作的本质决定了医务人员居于主导地位，而患者处于被动地位，所以医务人员履行义务是第一位的。在医患关系中，一方的义务往往就是对方的权利，我国法律对患者权利的确认与保护主要通过规定医务人员义务的形式体现出来。

我国规定医务人员义务的法律文件主要有《执业医师法》与《护士管理条例》。

《执业医师法》明确规定了执业医师的义务：

（1）遵守法律、法规，遵守技术操作规范。

（2）树立敬业精神，遵守职业道德，履行医师职责，尽职尽责为患者服务。

（3）关心、爱护、尊重患者，保护患者的隐私。

（4）努力钻研业务，更新知识，提高专业技术水平。

（5）宣传卫生保健知识，对患者进行健康教育。

《护士管理条例》规定了执业护士的义务。

（1）遵守法律、法规、规章和诊疗技术规范的规定。

（2）发现患者病情危急，应当立即通知医师，在紧急情况下为抢救垂危患者生命，先行实施必要的紧急救护。

（3）发现医嘱违反法律、法规、规章或者诊疗技术规范规定，及时向开具医嘱的医师提出，必要时向该医师所在科室的负责人或者单位负责医疗服务管理的人员报告。

（4）尊重、关心、爱护患者，保护患者的隐私。

（5）参与公共卫生和疾病预防控制工作。

对于包括医技科室、行政人员及其他人在内的全体医务人员来说，在职业活动中还应该对患者履行下列义务：

（1）维护患者健康、减轻痛苦折磨的义务。对于所有医务人员来说，救死扶伤、防病治病是最基本的职责与任务。医生应该运用自己所掌握的全部医学知识和治疗手段，尽最大努力为患者治病，实现他们的生命与健康权利。面对患者所承受的痛苦与折磨，医务人员应该采取各种方法和措施，提供最大限度地帮助。医务人员除了依靠用药物、手术等医疗手段努力控制患者躯体上的病痛，还要对他们抱以深切的同情，给予充分的理解、体贴、关心，积极做好心理疏导，解除其心理上的痛苦。

（2）解释说明、充分告知的义务。医务人员应当将患者病情、诊断、治疗预后等必要的信息，包括可能存在的医疗风险等情况，向患者和家属真实、全面和充分的告知，并做出通俗易懂的解释说明，以使患者及其家属对完全知情，切实维护患者的知情同意权。一方面，这是对患者的尊重；另一方面，也是为了争取患者的配合，取得患者的有效同意，是制定医疗决策的前提条件。

（3）保守秘密、对患者负责的义务。医务人员的一切工作都应当以实现和维护患者权益为依归。患者的个人隐私涉及个人切身利益，受到道德和法律的保护，医务人员对此必须守口如瓶。有些患者病情严重，治疗情况不容乐观，他们知道真相后可能会受到刺激，加重病情，因而医务人员还负有对患者本人保密的义务。

（4）注意义务。医务人员的注意义务包括一般注意义务与特殊注意义务。一般注意义务，也称为善意注意义务，主要指医务人员在医疗服务过程中对广泛患者的生命与健康利益的高度责任心，对他们人格的尊重，以及对医疗服务工作的敬业、忠诚与技术上追求精益求精。此外，作为医疗机构的管理者，也必须具有足够的善意，对患者的安全予以保障，如采取一系列措施加强对患者人身与财产权的保护。如果医院没有履行应有的义务，致使发生人身损害，法律应该追究其作为管理者的责任。特殊注意义务指在具体的医疗服务过程中，医务人员对于患者具有提供医疗服务的义务，并且对于患者所发生的疾病以及疾病的治疗，所引起的生命健康上的危险性具有一种预见和防止的义务，即高度危险注意义务。易言之，特殊注意义务就是医务人员基于治病救人的职责所应该承担的基本义务。

第二编
我国医患关系的现状及成因

第四章　我国医患关系的现状

改革开放以来，我国的政治、经济、文化与社会领域发生了翻天覆地的变化，推动医疗卫生事业实现重大转型，对医患关系带来前所未有的巨大冲击。与传统社会相比，当前的医患关系呈现出一些新的面貌与特征，同时也遭遇了一些困难，存在着许多严重问题。医患关系紧张，医患纠纷不断，已经成为社会关注的焦点，对医疗卫生事业的健康发展产生了十分不利的影响。

一、当前医患关系面临的大环境

一切现象的出现都是环境的产物，当前我国医患关系的种种新特征，存在着的矛盾与冲突，无一不跟当下的时代背景与社会大环境密切相关。

（一）医疗卫生体制改革的实施

改革开放以前，我国的医患关系总体上比较和谐，医生和病人共同面对的敌人是病魔以及它们给患者带来的痛苦。在国家非常贫穷的情况下，政府高度重视人民群众的医疗保障问题，依靠巨额的财政支出组建起比较健全的全民医疗网络。全国超过96%的人享受到免费医疗或补贴性的医疗保障。当时，医疗保障由三个系统组成，城镇公费医疗覆盖5千多万人口，劳保医疗覆盖职工及家属达2亿多人，农村合作医疗覆盖超过90%的行政村和农民。所以，不管是在城市还是农村，患者住院治疗或者享受公费医疗，或者只需要本人支付较低的医疗费用，几乎没有什么负担。医院救治患者不以营利为目的，经营所得跟单位和个人的收入毫不相干，医患之间不存在经济利益关系，除了由于患者对医务人员的医疗水平与服务态度不满意引起一些纷争，双方之间很少发生尖锐的矛盾与冲突。对于日常疾病（如感冒、发烧之类），城镇职工患者只需到本单位或亲属所在单位的卫生室就诊，农村患者则由同为农业人员的本村"赤脚医生"提供医疗服务，医患之间通常是"熟人"，加之双方不会发经济利益方面的关系，医患关系比较融洽。正是基于当时医疗保障制度与医患关系的良性发展，1983年世界卫生组织（WHO）将中国列为发展中国家全民免费医疗的典范。

1984年，轰轰烈烈的国有企业改革和公费医疗制度改革拉开序幕，传统的计划医疗体制发生根本性变革。政府对医疗卫生事业的投入占国民收入的比例连年降低，医院的公益性、福利性色彩有所减退，公费医疗面临挑战，劳保医疗与农村合作医疗逐渐解体。1998年，参与农村合作医疗的农民人数降到全体农村居民人口的6.5%。2002年，全国城镇职工医疗保险只覆盖了9千多万人，意味着超过88%的中国人看病只能自费。2000年，根据世界卫生组织（WHO）的报告，在全世界191个国家和地区中，中国医疗卫生服务的公正性排名较低。尤其是1990年以来，随着市场机制的确立与发展，原本属于单纯的医疗保障职能执行者的广大医疗机构，真正变成自负盈亏的企业经济实体，成为市场主体。医院的传统事业单位性质早已发生改变，医疗行为商业化、市场化。一些医院为各科室制定经济指标与"创收"任务，医务人员的个人收入与问诊量、开药量、检查人数等直接联系。为完成科室的营利任务指标，加上自身对经济利益的追求，大处方、大检查等过度医疗成为不可避免的现象。

（二）公民权利意识与法治观念的萌醒

改革开放给我国人民带来的不仅是经济的巨大发展、各项制度的根本改变，而且使人们的思想观念发生了重大改变。在过去的三十多年里，人们的权利意识苏醒，法治观念增强。首先，改革实现了利益个别化，公有制经济一统天下的局面被打破，民营经济占领了国民经济的半壁江山，为私权文化的形成与私权保障的加强奠定了经济基础。其次，社会主义市场经济的发展有利于权利意识萌醒。因为，一方面，市场经济的确立与发展以确认和保障个人财产的所有权和使用权为基本前提，大大激发和强化了社会公众的个人权利意识；另一方面，市场经济作为一种平权型经济，自身孕育着公平理念，有利于个体权利观念和私权意识的增强。再次，民主与法治思想得到广泛传播，促使人们从一个崭新的角度和更加开阔的视野去审视人应该享有的尊严和价值，关注自身应该拥有的权利。最后，依法治国基本方略的实施，进一步促进了人们对自身权益的关注，并逐渐运用法律手段进行维护。

整个社会权利与法治观念的萌醒，在求医问药过程中突出表现为患者越来越重视与关注自身的权利，开始从保障自身权益的视角审视医疗问题。他们不再单纯地把医务人员看作担负"治病救人"职责的白衣天使，不再盲目地无条件服从他们的要求与安排，对于医疗机构及其工作人员的信任与托付开始打上折扣。对于医生在诊疗过程中采用的一些费用高昂的手段与方法，例如 CT 检查、核磁共振、彩超等检查项目，以及高额收费、开大处方等措施，部分患者质疑其合理性与必要性。对于在治疗过程中医务人员表现出来的服务态度、沟通技巧等医德医风与医学人文素养问题，以及对自身的人格尊严、个人隐私等个人权利的尊重与保护，患者的要求越来越严格。

近几年，不少地方的医院都发生过由于对医务人员不信任，患者及家属采取各种方法对诊疗行为实施全程录像或录音的事件——宣称在发生医疗纠纷时以此作为状告医院的证据。患者权利意识与法治观念的提升由此可见一斑。正是在这样的背景下，医务人员的任何过错都有可能引起患者的强烈不满，导致医患纠纷的发生。一些比较严重的医患矛盾，发生医患双方对簿公堂的场面，或者由于患者及家属采取不理智的解决办法，出现在医院摆花圈、设灵堂、围堵医院领导以及打、砸、抢等医闹现象，严重影响正常的医疗工作秩序，造成恶劣的社会影响。总的来说，人们的权利意识觉醒与法治观念增强，是社会发展的必然结果和社会进步的重要体现，但是在患者权利保障不力的背景下，却成为加剧我国医患关系紧张局面的重要因素。医院必须适应社会发展的要求，全面提高医疗服务水平，不断强化对患者权利的保护，才能真正建构健康、和谐的医患关系。

（三）高新科学技术的发展与应用

高新科学技术的发展与应用对于医患关系带来的影响也不可忽视。20世纪末期以来，科学技术突飞猛进，X射线断层摄影扫描技术（CT）、核磁共振成像技术、激光技术、人工生殖、基因工程等大量的先进医学科学技术与医疗设施设备进一步应用于诊疗过程，不仅能够帮助医生提高对某些疑难疾病诊断的准确率，而且还可以协助医生检查出许多早期的、潜在的、无临床表现的疾病，扩大了医生认识疾病的范围和种类。现代计算机技术的应用与发展，还延长了医生的视线，使数千里以外的医学专家能够借助现代化的远程医疗系统与患者进行可视对讲，真正实现远距离会诊、治疗和保健咨询的自动化、高速化，使许多疑难重病得到及时诊治。但是现代医学技术在为人们的生命健康提供有力的技术保障的同时，也产生了一些不可忽视的负面作用。其中最主要的影响是医患关系的间接化、技术化倾向更加明显，医学技术的工具理性主义弊端更加突出，原本联系比较直接、比较密切的"医生—患者"关系变成"医生—机器—患者"关系，医患之间的关系更加疏离。从一些医生方面看，他们越来越只见病不见人，在重视治病的同时，却减少甚至缺失了与患者的交流，以致把治病与救人割裂开来，严重不利于医疗宗旨的实现。从患者方面看，因为医患沟通的缺乏，不利于对自身疾病的充分认知，容易对医务人员产生怀疑、猜忌与抱怨，难以与医务人员之间形成亲密、信赖的密切关系。人工生殖、基因工程等高新科学技术的应用，还使医患关系的发展存在出许多新矛盾、新特点，很可能突破传统的医学伦理视野，引发一系列纷争。例如，人工授精技术、试管婴儿技术、基因诊断与治疗技术不仅存在较大的风险性，其道德与法律属性也常常遭受到社会的质疑。医疗机构将此类高新技术应用于临床时，必须抱以最大的谨慎，进行充分的考查与论证。

二、医患关系的失和与危机

一个时期以来，医患关系的失和与危机逐渐演变为医疗系统久治不愈的顽疾，成为严重制约我国医疗卫生事业健康发展的瓶颈，也严重威胁着社会的和谐稳定。具体来说，我国目前医患关系不和谐，既包括尖锐的医患冲突与纠纷，也包括相对缓和的关系冷淡、双方信任感缺失、互不理解、互不尊重。两种情形都给医疗工作带来不利影响：前者的危害显而易见，已经引起社会的关注；后者体现了医患关系的"亚健康"状态，本身也是一种病态的存在，而且有进一步演化为医患纠纷的危险。

（一）患者不满情绪增加

患者是医患关系中处于弱者地位的一方，疾病的折磨、对未来的担忧、高额的医疗费用，以及求医问药过程中遭遇的挫折，都会使患者心理疲惫、脆弱不堪。医疗工作中存在的种种问题，更加令人难以承受，激发不良情绪，使广大患者及家属心生不满。

引发患者及家属严重不满的现象主要有：长期以来存在的"看

病难""看病贵"问题，既给患者带来沉重的经济负担，又使他们身心备受煎熬；医疗服务水平不高、医务人员态度恶劣，对患者权利的侵犯，以及收红包、吃回扣、拉关系、走后门等各种各样的不正之风现象，更是令患者深恶痛绝，由此对医院及医务人员形成负面的印象，为医患纠纷的发生埋下伏笔。在一些患者心目中，医务人员"白衣天使"的光环正在逐渐褪去，不再是值得信任与托付的对象，而是成为正在竭力从自己身上攫取经济利益的矛盾对立面。一些患者对医院与医务人员常常抱有怀疑、监督的态度，反感某些诊疗行为，不满医院的某些做法。

在五个省市开展的某项调查显示，有一半左右的患者在就医过程中有不满意的情绪。① 这一调查结果是患者针对医院的总体印象，比较符合客观实际。事实上，在某些问题上，患者对医院的负面观点十分突出，相当数量的患者对医务人员的接诊时间过短颇有微词，几乎所有的人对畸高医疗费用牢骚满腹。更有患者对医务人员的极端不满，直接演变为激烈的医患冲突。2012 年 5 月 5 日凌晨，湖北某市第一人民医院急诊手术室内，一名正准备做手术的患者突然从手术台上跳下追打医生，造成当值医生受伤。还有的患者把医院告到法院，导致近些年来法院受理的医患纠纷案件数量逐年攀升。姑且不论引发医患关系紧张的具体原因究竟为何，患者对于医院及医务人员的不满意则是表露无遗。或者说，一系列医患冲突事件的发生，是患者对医院不满情绪积聚的必然结果。

（二）医患之间信任关系解体

相互信任是人们建立良好关系的基石，可以减少社会交往的复杂性，促进人与人之间的良性互动，并节约交易成本。在战胜疾病的过程中，医患之间需要相互信任，相互支持，密切配合，即所谓"患不离医""医不离患"。医生这个职业产生以来，医生竭尽自己

---

① 郭永松，吴水珍，张良吉，骆啸，张晓红. 国内外医患关系现状的比较与分析 [J]. 医学与社会，2008，21（11）：1-3.

的医术帮助患者治疗疾病、挽救生命、恢复健康，患者最大限度地信任医生，努力遵守医嘱，满足医生基于治病救人的需要提出各项要求。然而，近些年来，我国的医患关系出现了新情况，医患之间的信任关系趋于解体。患者不再无条件地信赖医院及医务人员，开始怀疑他们实施诊疗行为的科学性、正当性、及时性，采取诸如对手术过程录音、录像等各种措施，维护自身的合法权益。还有的患者，出于对医方的不满情绪，在接受诊疗过程中无理取闹、寻衅滋事，对正常的医疗秩序造成冲击。部分患者家属冲击医院、伤害医务人员、逃交医药费用等失信问题严重地挫伤了医患感情，令广大医务人员心有余悸，导致医患之间互不信任的情绪不断加深。从医方角度来看，出于对患方无端指控与闹事的担心，也为了规避医疗工作中的各种风险，医生不敢放心、大胆地治疗，更不敢进行医学科学实验与探索。为分清责任与是非，避免可能出现的医患纷争，不少医院甚至明确规定，在一些重要的手术前医患双方需要先进行手术公证，以期取得法律上的证据效力。尽管术前公证对于预防与处理医患纠纷有着一定的积极作用，但实际上反映出由于医患双方缺乏信任的无奈之举，折射出当前医患关系的可悲现状。

　　缺乏信任的医患关系十分可怕，不可避免地会导致不良后果的发生。从发生的一些典型案例中可以看出。2007 年 11 月，在北京某医院，一名待产的孕妇需要进行剖宫产手术，她的丈夫却拒绝在手术同意书上签字，一个重要原因即是对于医院的不信任——他觉得妻子可以顺产，对于医院的手术动机表示怀疑，结果延误了手术，酿成产妇母子双亡的悲剧。2009 年 11 月，在南京市某医院，患眼疾的徐某某因病情恶化抢救无效死亡。患者家属认为，"医生忙于打游戏等，未对患儿进行必要救治"是导致患儿死亡的主要原因，在网上发表"医生偷菜害死五个月婴儿"的帖子，引起强烈的社会反响。医院一方认为死亡更可能是患儿本身的病情导致，受到网民们的质疑与声讨。南京市卫生局介入后，调查结论却引发网民对医生、医疗机构甚至卫生管理部门的质疑和不满。最后，卫生局引入记者、网民代表等第三方组成联合调查组进行调查后，对相关责任人依法做出处罚，患者家属得到应有的赔偿，舆论风波才基本结束。在该事件中，原本简单的一起医患纠纷，却由于患者以及社会对医疗机构的不信任，扩大升级为社会矛盾，医患之间的不信任正在演化为整个社会的悲剧。

（三）医患纠纷明显增多，极端恶性事件频发

改革开放以来，医疗卫生服务行业同社会其他领域一样，承受着体制转换带来的种种无序和利益失衡，出现了一系列的问题与冲突。其中的主要表现之一就是医患关系的日趋紧张。从 20 世纪末期到 21 世纪初，我国医患关系紧张的势头有增无减，由于医疗纠纷而发生的冲击医院、干扰医疗秩序的恶性事件呈现出不断上升趋势。根据卫生部 2003 年《第三次国家卫生服务调查主要结果》显示：全国医疗机构医疗纠纷发生率为 98.7%，当年医疗纠纷增长率高达 22.9%。全国患者及家属冲击医院、干扰医疗秩序的恶性事件急剧上升，2002 年发生 5 000 多起，2004 年上升到 8 000 多起，2006 年更是高达近 10 000 起。2006 年中华医院管理学会对全国 270 家各级医院进行相关调查的数据显示：有超过 73% 的医院出现过患者及其家属殴打、威胁、辱骂医务人员的情况；有近 60% 医院发生过因病人对治疗结果不满意，聚众围攻医院和医生的情况；有近 77% 的医院发生过患者及其家属在诊疗结束后拒绝出院且不缴纳住院费用的情况；有近 62% 的医院发生过患者去世后，家属在医院内摆放花圈、烧纸、设置灵堂等事件。① 最近几年，医患关系紧张状况依旧不见好转，医患纠纷及患者伤害医务人员的案件甚至有逐年增加之势：2010 年 6 月 10 日与 11 日，山东某医院连续发生两起医务人员被刺杀事件，致使一名医生死亡，一名护士身受重伤，引起了社会和医疗界的广泛反响；2011 年 9 月 15 日，北京某医院发生患者砍伤医生事件，一名医生遭患者连砍 7 刀，身受重伤，造成极其恶劣

---

① 郑雪倩. 构建和谐医患关系靠全社会的共同努力 [J]. 中国医院，2005，9（11）：17-19.

的社会影响；2012 年 3 月 23 日，哈尔滨某大学第一附属医院发生一起患者伤害医务人员事件，一名年轻的实习医生被残忍杀害，另有三人受伤；2013 年 10 月 25 日，浙江省温岭市某医院三名医生被患者捅伤，其中一人因抢救无效死亡，中国医师协会为此发表谴责声明……据不完全统计，我国每年被殴打受伤的医务人员已超过 1 万人。著名医院管理专家、中国医院协会副秘书长庄一强指出，我国目前是全世界医生遭到伤害最多的国家之一。医患纠纷频繁发生，患者弑医事件连续出现，充分表明我国医患关系已经恶化到极其危险的程度，严重影响了医疗卫生事业的健康发展，并极大地破坏社会的和谐与稳定。采取有力措施，尽最大努力破解医患关系困局成为我国医疗工作的当务之急。

附：21 世纪以来我国比较有影响的部分医患纠纷案件

◆2000 年 5 月 19 日，山东省某医院附院医生无故遭患者殴打，另有两名保卫人员遭受围殴。

◆2001 年 4 月 17 日，四川某医院，医生被砍 17 刀，构成重伤与双目失明。

◆2001 年 7 月 10 日，湖南省某医学院第一附属医院，医生被连捅 46 刀致死，骨科医师不堪忍受巨大的精神压力自杀身亡。

◆2001 年 11 月 14 日，因患者对治疗效果不满意实施报复，重庆市某医院被炸，5 人死亡 35 人受伤。

◆2002 年 5 月 11 日，湖南省衡阳市某大学附属第一医院，发生罕见的百名医闹暴打、凌辱医生案，震惊全国。

◆2002 年 9 月 9 日，江西省某医院，患者家属行凶，一护士被砍成血人，护士长当场被砍死。

◆2003 年 7 月 24 日，安徽省凤阳县某医院，百名医闹打砸医院，群殴、凌辱医务人员。

◆2003 年 9 月 4 日，四川成都市某医院，怀孕护士惨遭干部病房患者家属殴打致流产，其丈夫也被殴打可能致残，千人签名要求严惩凶手。

◆2004 年 2 月 11 日，四川某医院，普外一科主任被砍，前额致粉碎性骨折、休克。

◆2005 年 5 月 11 日，湖北省某医院，医闹 200 余人打砸医院、殴伤院长。

◆2005 年 8 月 12 日，福建省福州市某医学院国医堂教授戴某被钢刀直刺腹部杀害。

◆2005 年 12 月 26 日，广州黄埔区某医院，百名医闹打砸医院、围殴医生、民警、协调人员。

◆2006 年 3 月 28 日，广东省广州某医学院第二附属医院，急诊室患者斧劈医生护士。

◆2006 年 5 月 20 日，广东省廉江市某农场医院，医闹 300 余人封锁、围攻医院持续 3 天。

◆2006 年 5 月 23 日，山东省临沂市某医院脑科医院，医闹 60 多人打砸医院、群殴医务人员。

◆2006 年 6 月 15 日，云南省昆明某医院，医闹冲击医院持续 3 天，医院负责人胸骨被打断两根。

◆2006 年 9 月 11 日，广州中某医院，70 余名医闹大闹医院。

◆2006 年 11 月 1 日，山西省临猗县七级镇麻家卓村村民退药不成持刀杀死医生。

◆2007 年 6 月 13 日，河南省新乡市某医院，医生在手术中被捅 11 刀死亡。

◆2007 年 6 月 24 日，河北衡水市某医院，患者怀疑多收费连砍医生头部 40 多刀。

◆2007 年 7 月，广东省某大学医学院第二附属医院，患者家属汕头电视台记者纠集一帮医闹打砸、封锁医院持续 5 天。

◆2008 年 9 月 22 日，杭州湾微创医院、下城区某医院，患者先后在两医院持刀行凶，刺伤 5 名医务人员。

◆2008 年 12 月 14 日至 15 日，广东某大学第一附属医院，百名医闹冲击医院。

◆2008 年 12 月，福建某县医院，全院职工不满医闹围殴医生上街抗议。

◆2009 年 6 月 2 日，河南省某县妇幼保健院，医闹数十人围攻医院，院长遭受毒打被逼披麻戴孝。

◆2009 年 6 月 11 日，武汉某区疾控中心，护士被割喉而死，只因患者怀疑被打疫苗为"毒血"。

◆2009 年 6 月 21 日，广东省某医院，百名医闹打砸医院、殴打医护、阻拦抢救病人及急救车。

◆2009 年 6 月 21 日，福建省南平市某医院，数百名医闹拘禁、凌辱、殴打医护人员。

◆2009 年 7 月 6 日，南宁市某医院，医闹包围重症监护病房拘禁主治医生 8 小时，对其毒打。

◆2010 年 6 月 10 日、11 日，山东某医院连发两起伤害医务人员事件，患者家属行凶，致一人死亡，一人重伤。

◆2011 年 9 月 15 日，北京某医院，患者砍伤医生，受害人被砍十几刀，身负重伤。

◆2011 年 11 月 3 日，广东省某男科医院发生一起凶杀案，造成医院副院长当场死亡和两名医务人员受伤。

◆2012 年 3 月 23 日，哈尔滨某医院发生患者伤害医务人员事件，一名年轻的实习医生被残忍杀害，另有三人受伤。

◆2013 年 10 月 25 日，浙江省温岭市某医院三名医生被患者捅伤，其中一人因抢救无效死亡，中国医师协会发表谴责声明。

三、医患关系恶化的危害

医患关系是医疗工作中最为重要、最为关键的人际关系，其重要性不言而喻。

1. 对患者的影响

在医患双方的对阵中，注定不会有真正的赢家，而患者遭受的损失可能最为惨重。在正常的医患关系中，患者既是医疗服务最大的受益者，同时因为医疗专业知识的欠缺，又是比较被动的一方，一切全听医生的安排。医患关系的恶化使医务人员对患者心存芥蒂，出于避免医疗风险、规避法律责任、防范医患纠纷等考虑，他们宁可采取最为安全同时也是最为保守的治疗方案，实施以规避风险为主要目标的所谓防御性医疗，也不愿采取带有一定风险性的最佳治疗方案，以致影响救治的效果，损害患者的生命、健康利益，甚至可能错过抢救患者生命、恢复患者健康的机会。例如，2007年北京某医院患者丈夫拒绝在手术同意书上签字、致使产妇母子双亡一案中，在产妇急需剖宫产手术，形势非常危急的情况下，医务人员限于法律"实施手术必须征得患者家属同意并签字"的规定，生怕引发医患纠纷而承担责任，迟迟未做手术，延误了时机，最终酿成母子双亡的惨剧。对医患纠纷的畏惧与戒备，还使医务人员即便对一些常见病症也不敢轻易下结论，而是要求患者去做胸透、彩超检查，验血、验尿（固然部分医务人员这样做也是为了谋求经济利益的需要），借助于医疗器械尽可能地排除一切发生意外的可能性，导致过度医疗现象发生，加重了患者的医疗负担。所以在医患双方的博弈中患者是最大的输家，为此他们可能要付出更多的经济利益、健康，甚至生命利益作为代价。此外，由于对医务人员的不信任，甚至存在"医生不收红包，患者不敢手术"的荒谬现象，一些患者找熟人、托关系、送红包，既耗费了大量精力，也浪费了巨额的金钱。有些患者还把正常的医疗程序和必要的医疗检查误解为医生的诱导消费，在心理上承受着较大压力，导致有病不敢就医，或者在看病时有一种如临深渊的感觉。

2. 对医方的影响

医患关系恶化对于医方也产生了巨大影响。

其一，在医患纠纷中，正常医疗工作秩序受到不同程度的干扰和破坏，医院各项事业的发展受到严重影响。为了防止医患冲突的发生，一些医院甚至给员工们配发钢盔、为医生聘请私人保镖、聘请警察当副院长，演绎出种种令人不可思议的奇闻怪事，其实际效果却难尽如人意。

其二，医患纠纷往往给医方造成数额巨大的经济损失。目前，我国几乎每一家医疗机构都受到医患纠纷的困扰，每年用于应付医患纠纷的花费都高达数十万元甚至几百万元。20世纪末以来，我国患者状告医院案件一直呈现出逐年上升的势头，在一些地方，甚至流传着"要想富，告大夫"的说法。"一脚在医院，一脚在法院"是当今某些医疗机构的真实写照。许多医院疲于应对患者的起诉，耗费大量的人力、财力与物力。

其三，医患纠纷导致医院信誉进一步受损，医院与医务人员美好的社会形象进一步丧失。大量医疗纠纷与极端恶性事件不断发生，医患之间作为同一个战壕里共同面对病魔的战友似乎越来越失去了实际意义，医患信任关系进一步走向解体，反过来又会加剧医患纠纷现象的发生，形成恶性循环。

其四，医患纠纷频发致使医务人员产生沉重的心理负担，加剧了他们的职业倦怠感。不少人开始怀疑自己工作的价值与意义，看不到职业的神圣与崇高，甚至为工作前景感到担忧。

凡此种种，最终结果必然对医院正常工作的开展以及整个医疗卫生事业的发展带来严重不利的影响，造成不可估量的重大损失。

3. 对医学发展的影响

医学是以如何保护和促进人类身体健康、预防和治疗疾病为主要研究对象的科学。医疗技术的进步、医疗工作宗旨的实现、医疗卫生事业的发展，无不以医学科学的不断发展作为基本前提。医学的发展与进步，依赖于医患双方通过患者人体实验等形式密切配合、通力协作，共同深入开展研究，而且无论何种形式的实验总是存在风险性，都可能对患者的生命与健康构成威胁。医患关系的恶化，给双方积极配合开展医学研究蒙上了阴影；医患纠纷的大量发生，也使医务人员出于明哲保身的需要，不敢冒着引发医患纠纷与承担重大责任的风险进行实验与研究，使医学科研深受其害，最终阻碍医学科学的健康发展。在这样的背景下，还会进一步形成医学研究的惰性，导致医务人员忽视对医学发展规律的探索，影响先进科研成果的取得与高新医疗技术的应用，极大地阻碍治病救人目标的实现。

4. 对社会稳定与和谐的影响

社会稳定与和谐是任何一个时代广大人民群众的向往与追求，也是新的历史时期党和政府进行社会主义建设的一项基本要求。医患关系失和，医患纠纷大面积而且持续不断的出现，特别是伤医、弑医等极端恶性事件的频繁发生，严重地威胁着社会的稳定与和谐。从医患纠纷与恶性事件的发生情况看，大规模的群体性事件与暴力色彩浓厚、戾气十足的杀人案件呈现出逐年增多、愈演愈烈之势，表明医患关系的恶化到了无以复加的地步，对社会稳定与和谐造成巨大的破坏。尽管医患纠纷与极端恶性事件只是局部性的社会现象，但是产生的不良影响则具有全局性，医患纠纷的外溢效应令人关注。从部分弑医事件（例如 2005 年某医学院国医堂戴某被杀一案、2012 年哈尔滨某医院医生被杀事件）引起的社会反映看，全社会反响十分强烈，少数人表示理解甚至支持凶手的极端行为，而广大医务人员与部分群众则对行凶者的行为极其愤慨，而双方都进一步质疑医疗体制的合理性，并提出自己的观点与诉求。此外，值得注意的是，面对患者的不理智行为，某些医务人员没有采取应有的克制或通过适当方式妥善处理问题、缓解冲突，而是以暴抑暴，导致医患矛盾进一步激化，酿成更大的惨剧。事实上，每一起医患纠纷，都会程度不同地在社会上产生一定的负面影响；每一次弑医、伤医恶性事件的发生，都会使人们对社会的消极看法进一步增加，致使社会矛盾加剧，不可避免地对整个社会的稳定与和谐造成严重的负面影响。

四、辩证地看待医患关系困局

近些年来，医患关系问题一直困扰着我国大大小小的医院，影响社会的稳定与和谐且医患纠纷有愈演愈烈之势。这是不是反映了我国医患关系的全貌？或者说，是否因此就可以把我国的医患关系说成漆黑一片，一无是处？应该坚持客观、全面、实事求是的观点与方法，辩证地认识我国医患关系的现状。一方面，固然要看到医患失和、矛盾突出、纠纷不断，乃至发生一系列极端恶性事件，是医患关系中存在的突出问题，已成为我国医疗卫生事业发展面临的重大挑战。另一方面，也要看到当下医患关系发展中存在的积极因素，以便于为改进医患关系寻找良方。

首先，患者权利意识萌醒与法治观念形成促进高水平、高层次医患关系的建立。

改革开放前，医患关系的和谐、美好，固然可以归功于当时的全民医疗体制、淳朴的社会风气以及医务人员的职业道德素养，同时在很大程度上也与患者权利意识的缺乏、法律制度的缺位密切相关。马克思指出："权利永远不能超出社会经济结构以及经济结构所制约的社会的文化的发展。"① 在计划经济时代，我国人民生活在比较封闭落后的环境里，个人权益常常被忽略不计，没有形成现代权利观念，保护个人权利的法律制度更是严重缺失。在医患关系中处于弱者地位的患者，对于一些医务人员侵犯自身正当权益的行为往往敢怒不敢言，或者直接没有意识到自身权益的存在。易言之，传统医患关系在一定意义上是以牺牲患者的某些权益为基础的，不符合现代权利社会的发展理念与价值诉求。改革开放以来，个人权利意识萌醒与法律制度的完善是社会进步的体现，为保障患者权利奠定了基础。唯有强化对患者权益的保护，不断完善相关法律法规并确保它们得以贯彻实施，才能建立现代化的健康的、良性的医患关系，在更高层次、更高水平上实现医患关系的和谐。

其次，医学科学的发展与高新科学技术的应用为提升医患关系

---

① 马克思恩格斯全集（第3卷）[M]. 北京：人民出版社，1997.

水平奠定物质基础。

传统社会医患关系充满人道主义的温情，是促进医患关系和谐的重要因素。但是，那时候的医疗技术处于比较落后的状态，医务人员对患者的人文关怀在一定意义上作为对医疗手段不足的弥补。事实上，20世纪以前医学的发展相当缓慢，由于缺乏有效的治疗手段，医务人员十分注重对待患者的态度与行为方式，期望通过对患者的同情、关心和安慰给予情感的关怀，以减轻他们的病痛，促进他们身体尽快康复。当今时代，医学科学的发展与高新科学技术的应用促进了医疗手段的改进与医疗水平的提高，医务人员可以为患者提供更高质量、更高水平的服务，从而充分满足患者的医疗需求，使医患关系发展到一个新的水平。在这个意义上，现代医患关系与传统医患关系已经处于两个不同的层次，它是生产力发展与医学科学进步的必然结果与具体体现。

最后，医务人员综合素质的不断提高为建构和谐医患关系准备了有利条件。

建构和谐医患关系，提高医务人员的综合素质是关键性因素。近年来，尽管医疗队伍仍然存在良莠不齐的现象，但是医务人员素质的逐渐提高却是不争的事实。特别是重塑医学人文精神、加强医德医风建设在医疗行业，乃至全社会已经成为一种共识。在医学教育领域，医学人文课程（例如医学伦理学、卫生法学、医学心理学等）开始成为必修课，为医学生的全面发展与健康成长打下基础。在医疗工作中，医务人员的职业道德与医患沟通能力等方面越来越受到重视，医院规章制度对此做出明确要求，为保护患者权利、实现医患和谐提供了保障。简言之，尽管目前医患矛盾依然尖锐，医患关系问题仍然似乎处于难解的状态，但是医务人员综合素质不断提高，为破解医患关系困局准备了有利条件，为实现医患关系和谐奠定了坚实的基础。

全面、客观地审视医患关系的现状，才能够既清醒地看到医患关系存在的严重问题，积极去探索医患关系的出路，寻求有效措施解决问题；同时才能准确把握医患关系的发展趋势，发现医患关系建设中的有利因素与积极力量，充分利用这些因素与力量推动医患关系向着健康、良性的方向转变，最终建成现代化的和谐医患关系。

第五章
我国医患关系困局的成因

对于一切事物而言，深入探究隐藏在现象背后本质的规律性的东西，在此基础上寻找原因和解决办法，乃是解决问题的根本出路。我国医患纠纷的频发与医患关系的畸形发展，主要归因于当前医疗工作存在的种种问题，而这些问题的产生又根源于政府、社会、医方、患方等各个方面的因素。

一、我国医患关系紧张的直接原因

（一）"看病难""看病贵"是医患矛盾的核心

"看病难""看病贵"问题，实质上是人民群众日益增长的医疗保健需要与医疗保健服务供给相对不足之间的矛盾，是日趋增长的服务需求、日渐增强的权益诉求与医疗服务供给方服务意识欠缺、服务质量和水平不高之间的矛盾。由于医疗资源分配严重不均衡，优质的资源基本上都集中在城市，那里的医疗机构也成为患者最密集的所在，导致医疗供给与需求之间的严重失衡，大医院人满为患，小医院无人问津。为病情所困，充满焦虑与期待的患者来到医院，其中不乏不远千里、万里慕名而来的众多外地患者，他们希望尽快得到医院的救治，在医生的帮助下尽早维护生命健康利益，然而常常要面临各种各样漫长的排队等候。挂号排队、候诊排队、缴费排队、取药排队、住院排队、手术排队，每一次排队都需要耗费大量的时间。在这似乎看不到希望的无尽的等待里，患者本已着急、不安的内心变得更加焦虑，耐心一点点失去，病情也在逐渐加重，以致演化为对医院的不满与愤怒，为医患纠纷的发生埋下了伏笔。

改革开放以来，社会主义市场经济的确立与发展，医疗体制改革的逐渐深入，医院逐渐演变为完全市场化的经济主体，医疗服务的商业性、趋利性日益凸显，患者开始承受沉重的经济负担。20世纪90年代，患者治疗普通感冒一般花费几元到十几元钱，时至今日则需要几十元，甚至成百上千的费用支出。至于重病、大病，花费几万到几十万元早已经司空见惯。即便考虑到物价上涨、居民收入增长的因素，医疗费用仍然高得离谱。在媒体报道的哈尔滨某医院、深圳等地发生的"天价医疗费事件"中，患者支付的医疗费用高达数百万元之多，即使扣除其中违规检查、违规用药等产生的不正当支出，医疗费用仍然高得令人咋舌。面对高额的医疗费用，不少患者只能望医兴叹。尽管近年来随着医疗卫生体制改革的深入与医疗保障体系的不断完善，患者个人负担的医疗费用比例明显降低，但是"看不起病""没钱治病"仍是某些身患重病而经济困难的社会群体所处困境的真实写照。

（二）医疗服务质量与水平不高是导致医患矛盾的重要原因

医疗服务担负着"健康所系、性命相托"的神圣使命，要求医务人员必须具备较高的职业素养。威胁患者生命与健康的疾病千奇百怪，每一个患者的病情纷繁复杂，决定了医务人员只有具备较高的专业技术水平才能胜任自己的本职工作。近年来，在整体上我国医疗机构的技术水平与服务质量不断提升，医务人员的服务与责任意识有所增强，但是少数医务人员专业技术不过硬、责任心缺失等情况仍然存在，手术时疏忽大意致使纱布落在患者体内，甚至阴差阳错地切除掉其他器官、误诊漏诊贻误患者病情等现象时有发生，对患者的身心健康及经济利益造成严重侵害。

另外，医务人员医德水平不高、人文素养缺失常常成为导致医患关系恶化、医患纠纷发生的直接原因。一些医务人员思想陈旧，对患者存在"恩赐"心理，把自己凌驾于患者之上，其言行举止有意无意地侵犯了患者的人格尊严及其他权利：态度冷漠，脸色难看，语气生硬，不屑理睬，甚至摆出一副盛气凌人、不可一世的派头。有的医务人员医德品质低下，工作作风恶劣，对待有权、有钱的患者和蔼可亲，对待普通患者冷若冰霜，在工作中敷衍塞责、应付了事，对于患者的询问很不耐烦，面对患者承受的病痛与折磨没有任何的同情心。① 还有的人金钱至上，为了获得更多的经济收益，对患者"小病大治""无病也治"，大处方、大检查，俨然把患者看成"唐僧肉"，丝毫不顾及他们的经济承受能力，也不关心他们的健康利益。尤其需要指出的是，由于传统医疗习惯与医疗观念的影响，为数众多的医务人员只重视专业医疗技术，重视对患者疾病的治疗，却忽略了对患者权利的充分尊重，以致常常侵犯患者的人格尊严、个人隐私、知情同意等权利。此外，医患沟通不充分，也是医患关系中存在的重要问题。据资料显示，80%~90%的医疗纠纷都是由于医务人员没有与患者进行良好的沟通所引起的。② 不少医务人员在工作中不愿沟通，不屑沟通，或者不会沟通，使患者的知情同意权无法得到较好的实现，不利于良好医患关系的形成。

由于主客观条件的限制，部分医院硬件设施落后、环境恶劣，给医患关系带来消极的影响。一些经济条件较差的农村乡镇医院，以及城市里的部分基层社区医院，由于经费紧张、管理不善等原

① 2011年2月，广东汕头某某医院一名女医生在微博中写道："有个病人的血氧在往下跌，但还是希望她能顶过今晚，这大冷天的，我暖个被窝也不容易，您就等我下班再死，好不。"这在社会上产生了非常恶劣的影响。

② 艾尔肯，等. 市场经济条件下医疗纠纷之成因解析 [J]. 辽宁师范大学学报（社会科学版），2009，32（6）：23－26.

因，医疗设备简单，设施简陋，环境卫生存在不同程度的"脏、乱、差"现象，深受患者及家属的诟病。应该看到，尽管经过几十年的快速发展，我国城市人口大大增加，但是直到今天大多数居民仍然生活在乡镇与农村，这里的医院条件较差，不少医疗设施甚至不达标，远远不能满足新时期人民群众对医疗服务的需求。因此，必须加大投入，着力解决基层医院与农村地区医疗机构的硬件问题，并加强和改进医院管理，这不仅是提升医疗发展水平的需要，也是改善医患关系的重要方面。

（三）患者不切实际的期望值与维权失度导致医患频繁纠纷发生

任何一门科学的发展都具有局限性，医学也不例外。尽管医学的终极目标是战胜一切疾病，有效地救治任何一位遭受病痛折磨的患者，但是医疗领域中仍充满着未知数和变数，并不是所有的疾病都能治愈。加上医务人员的医疗技术也存在差异，即使在医学技术比较发达的今天，国内外一致确认的医疗确诊率也只有70%左右，各种急重症抢救成功率在70%~80%左右，相当一部分疾病原因不明、诊断困难，甚至有较高的误诊率、治疗无望。作为医疗对象的患者是千差万别的复杂体，既有社会性属性，也有自然属性，即便是一些常见病、多发病在某些人身上，也有出现向复杂性转变的可能，治疗存在一定的风险性，不能保证治疗会取得百分之百的成功，这是医学的无奈。随着社会的进步，物质文化生活水平不断提高，患者对享有的医疗保健水平也提出更高的要求，对于疾病治疗的预期自我实现也随之提升，渴望医到病除。当他们觉得自己竭尽了最大所能，包括支付了巨额的医疗费用，治疗结果却没有达到预期目标时，根本无法接受治疗无效的残酷现实。患者及家属长期以来所承受的压抑、痛苦以及积攒起来的对医院的种种不满，可能会一下子爆发出来，以致表现出一些过激的不当的言行，甚至发生冲击医疗机构、危及医务人员人身安全的极端事件。还有的患者，在就医接受诊疗过程中，只强调"维权"而不注重"自律"，一味地强调自己享有获得救治权、知情同意权、隐私权、择医权等权利，认为治好自己的疾病是医院的义务和责任，却不积极配合医院的诊疗方案，不遵守医院规章制度。当治疗效果受到影响时，更是不择手段来捍卫自己的利益，成为破坏医患和谐、激化医患矛盾、导致一系列恶性事件发生的直接责任者。① 可见，在许多医疗案件中，处于弱势地位的患者对于医患关系的紧张、医患矛盾与冲突的发生，也常常负有不可推卸的责任。

（四）职业医闹现象为医患关系紧张推波助澜

20 世纪末以来，我国医患关系紧张、纠纷持续不断的势头有增无减，大多数医院与医务人员本着息事宁人的原则，不管自身有无过错以及自身责任的大小，委曲求全地花钱买平安，选择与患者"私了"，结果助长了一些人动辄状告医院的歪风邪气。在某些人眼里医院成了任人宰割的"唐僧肉"。"要想富，告大夫""大闹得大钱、小闹得小钱、不闹不得钱"的说法在一些地方受到追捧。在这样的背景下，一个崭新的"职业"——"医闹"应运而生。职业医闹们每天都会派出专门的人员张贴传单，或在各医院附近转悠，目的是寻找"需要帮助的患者"。一旦发现"猎物"，他们立即开展工作，努力劝说患者跟自己合作，承诺帮助患者争取数额较大的赔偿金，并约定自己从中获得的好处（按照一定比例分成，或者先约定赔偿给患者家属的基数，超出基数的部分归他们自己所有）。在深圳，一位多次参与过医闹的男子透露，通常一天下来可以获得 200 元到 500 元不等的报酬。在参加医闹的过程中，他们主要是帮助或者代替患者在医院拉横幅、设灵堂，或者通过设置障碍阻挠患者就医、打骂医护人员等方式，影响正

---

① 据新华社北京 2007 年 4 月 18 日电，上一年中国内地共发生 9 831 起严重扰乱医疗秩序事件，打伤医务人员 5 519 人，给医院造成的财产损失超过 2 亿多元人民币。

常的医疗秩序，败坏医院声誉，以此给医院领导施加压力，索取
高额赔偿金。从一系列比较有影响的医患纠纷看，全国几乎所有
地区比较重大的医患纠纷事件中都能看到职业医闹的影子。[①] 医闹
现象已经成为我国医患关系中的一个毒瘤，严重侵蚀着医患关系
的健康肌体。依法严厉打击职业医闹，完善医患纠纷解决机制，
是建构和谐医患关系的重要方面。

（五）社会舆论导向对医患关系的影响不容忽视

社会舆论指社会公众对某一种社会现象、事件和行为的看法与态
度。社会舆论在引导人们行为、引领社会风气方面所起的重大作用很
早以前就被人们所认识，自古以来我国就有"人言可畏""众口铄
金""唾沫星子可以杀人"的说法。对于医患关系来说，正确、适当
的社会舆论评价可以弘扬人间正气，贬斥假、恶、丑现象，促进医患
之间健康、良性关系的形成；错误的、不当的社会舆论则会歪曲事
实、混淆视听、煽风点火，致使紧张的医患关系更加恶化，对于和谐
医患关系的建构产生消极作用。一般而言，患者是医患关系中属于比
较弱势的一方，是最需要关注和保护的对象，而医院及医务人员对医
疗信息的占有存在不对称优势，在医患关系中居于主导地位，工作中
常常会犯这样或那样的错误，给患者带来精神上、物质上的侵害。于
是，一旦出现医患纠纷，社会舆论几乎都会完全一边倒地站在患者一
边，对于医方同声进行谴责与声讨。即使是医院及医务人员一个无足
轻重的无心之过都可能被昭显在亮处，被无限放大，成为社会关注的
焦点。以致一次普普通通的医患纠纷也会在社会上引起轩然大波，而

---

① 例如，2002 年 5 月 11 日，湖南省衡阳市某大学附属第一医院发生罕
见的百名医闹暴打、凌辱医生事件；2003 年 7 月 24 日，安徽省某县
第一人民医院发生百名医闹打砸医院并群殴、凌辱医务人员事件；
2005 年 5 月 11 日，湖北省某人民医院，医闹二百余人打砸医院、殴
伤院长；2006 年 4 月 10 日，广东省某市中心人民医院，医闹 200 多人
冲击医院；2006 年 5 月 23 日，山东省某市人民医院脑科医院，医闹
60 多人打砸医院、群殴医务人员，……

事实的真相则很可能被长时间的掩盖。① 特别是在网络、电视、报纸等媒体高度发达的今天，社会舆论的作用（无论是正面的还是负面的）被发挥到极致，使遭到否定与谴责的对象在一夜之间似乎成为千古罪人，处于非常尴尬的境地。还有极个别的媒体，为了吸引眼球、获得点击率，断章取义、片面夸大事实，不能客观公正地评价医院和医务人员付出的努力，不分青红皂白甚至别有用心地报道关于医院、医生的负面新闻，在社会上造成十分恶劣的影响。受到不公正对待、背负着沉重精神压力的医疗机构与医务人员对此深恶痛绝，在通过各种渠道进行申辩、讨回公道的同时，以致产生严重的逆反心理，对本职工作产生不良影响，进一步激化了医患矛盾。

二、我国医患关系紧张的深层次原因

导致医患关系紧张的深层次原因，主要包括源自政府与社会、医院与医务人员、患者三个大的层面。

（一）国家财政投入不足

改革开放以来，我国经济水平与经济规模快速发展，国家综合实力显著增强，但是各项社会事业的发展与我国整体的发展以及在国际上所处的地位不匹配。中国社会科学院发布的《经济社会和谐发展指标体系综合评价》报告表明，2005 年我国教育、卫生、社会保障三项合计仅占 GDP 的 10% 左右，远远落后于美国的 16% ，法国的 30% ，俄罗斯、巴西、伊朗等国的 20% 。② 其中，我国医疗卫

① 2010 年 7 月，多家媒体纷纷报道，深圳某医院妇产科一助产士因患者家属没有按照要求送红包，将产妇肛门缝合，在社会上产生了非常恶劣的影响。此后，经政府部门调查发现，事实真相是对产妇肛门痔疮出血进行的治疗，仅仅凭借患者家属的无端猜测，媒体就大肆进行炒作，使一起普通的医患纠纷闹得沸沸扬扬。

② 杨聪敏. 浅论市场经济条件下医患关系的新特点 [J]. 中国医学伦理学，2001 (3)：32.

生支出 20 世纪八九十年代曾占政府总支出的 6%，此后却一直呈下降态势，到 2002 年，这个数字已经下降到 4%。最近几年，政府高度重视发展医疗保障事业，财政投入增长较快，2011 年占到国内生产总值 5.1%，① 可以视为医疗卫生事业发展取得的重大成就。但是，即便如此，与世界上其他国家包括发展中国家相比较，我国医疗卫生投入在国民收入中所占比重仍然是较低的，跟医疗保障制度比较完善的欧美国家相比更是不可同日而语。低投入使政府在医疗卫生事业发展中难以很好地发挥主导作用，也使人民群众的医疗保障存在诸多问题。

目前，我国仍然主要依靠公立医院担负着提供医疗服务、实现医疗保障使命的重任。从公立医院的经费来源看，主要依靠政府财政拨款，外加医院"创收"的收入。随着经济体制改革与医疗卫生体制改革的实施，政府对医院的投入逐年减少，到现在所占医院经费比例已经不到 10%，② 甚至不足以支付医院水电费与各种设施日常维修的费用。为了医院的生存和发展，同时也作为医疗体制改革的重要方面，提高医疗费用价格、建立"以药养医"的补偿机制成为必然的选择。按照国家有关规定，医院的药品可以定价为出厂价格的 115%，即医院可以获取药品出厂价与销售价 15% 的差价，作为自己的收入，由此推升了医药价格，增加了患者的医疗费用支出。由此，医疗机构的公益属性淡化，患者需要承担越来越多的医疗费用，"看病贵"的现象不可避免。据统计，1990—2005 年的 15 年，全国公立综合医院的门诊费用平均上涨了大约 12 倍，人均负担的费用以每年 18% 的速度增长，住院费也大约上涨了 10 多倍，大大超过城乡居民可支配收入的增长幅度。③ 在快速上涨的医疗卫生费用构成中，政府与社会的医疗卫生支出大大降低，个人医疗卫生支出却剧增，巨额的医疗费用转嫁到患者个人身上，压得他们喘不

① 参见 2012 年《中国的医疗卫生事业》白皮书。
② 符牡才. 医院管理与经营 [M]. 北京：中国医药科技出版社，2007 年.
③ 曾国华. 和谐社会下的医患关系重构研究 [D]. 南昌大学，2009 年.

过气来。根据中国社会科学院《2006 年中国社会心态报告》调查数据表明，"医疗支出大，难以承受"成为城乡居民生活中第二大压力源，"医疗、教育、养老"成为广大人民群众的沉重负担。

医疗卫生投入的严重不足，致使全国范围内医疗机构的数量、医疗机构床位数、医务人员人数以及医疗设施、设备的配置无法满足广大人民群众不断增长的医疗保障与服务需要。与发达国家，甚至与一些发展中国家相比，无论在数量还是质量上，以上各个方面我国都明显落后，与人民群众的医疗需求存在较大距离，导致"看病难"现象的出现。尤其严重的是，在总体投入不足的情况下，我国医疗资源配置结构极不合理，有限的医疗资源被过度集中在大城市和大医院，20% 的人口占用了 80% 的医疗卫生资源，而在农村地区，医疗人才缺乏，医疗机构无论在硬件还是软件方面都无法与城市医院相提并论。根据我国的医院分级诊疗制度，一级医院（主要是县级以下医院）担负着治疗常见病、多发病以及预防保健的任务；二级医院负责专科性疾病的治疗；三级医院（城市大医院）主要治疗全省及全国性的重大疑难疾病，但是由于基层与农村医疗条件落后的现实，导致患者在生病时，即便是一些常见病、多发病，也纷纷涌入城市大医院接受治疗。最终结果是大医院人满为患、拥挤不堪，进一步加剧了"看病难"，严重阻碍了和谐医患关系的建构。

（二）医疗体制存在弊端

医疗体制问题是影响我国医疗卫生事业发展、造成医患关系困局最主要、最根本的因素。

1. 计划经济时期的医疗体制

从新中国成立初期到 90 年代初，我国医疗体制与计划经济相适应，是一种完全由政府主导的典型的计划医疗体制。具体来说，当时的城镇医疗保障分为公费医疗和劳动保险医疗（简称"劳保医疗"）两种形式。从 1952 年开始，对各级国家机关、事业单位工作人员和各个民主党派、人民团体中的成员实行公费医疗制度。后来，政府又把公费医疗对象的范围扩大到大专院校的在校学生、二等乙级以上革命残废军人和乡一级的国家工作人员。公费医疗所需经费由国家财政直接预算支出，按人头拨付给各级卫生行政管理部门具体掌握，实行专款专用、统筹使用。城镇劳保医疗的对象是全民所有制企业的全体职工，从 1951 年开始在一些国营大企业实行，次年推行到所有国营企业，社会主义改造完成后又进一步推广到一切城镇工商企业。集体所有制企业职工的医疗保障参照全民所有制企业实行。劳保医疗的经费由企业自行负担。劳保医疗和公费医疗的服务项目和待遇大致相同，除了挂号费需要患者自己支付外，其他一切治疗费用都从医疗保障经费中支出，个人几乎不存在医疗费用负担。除了单位职工根据不同的岗位享受公费医疗和劳保医疗待遇外，对于职工家属的医疗费用，一般由职工缴费的单位统筹负担或由单位福利费进行补助。

　　在农村，医疗保障主要实行合作医疗制度。20 世纪 50 年代中期，许多地方在农业生产合作化模式的启发下，自发建立了以集体经济和农民自发筹资为基础、具有医疗保险性质的合作医疗制度，并且在 1959 年的全国卫生工作会议上得到肯定，由此开始在各地农村逐步得到推广。到 70 年代末，90% 以上的全国行政村已经基本实现了合作医疗。当时农村合作医疗的具体做法是，每年农民缴纳部分费用，村里再从集体公益金中按人头平均提留部分费用，作为合作医疗基金，群众看病时只交一点挂号费，治病、吃药就不再收费。许多地方的村卫生室和村民小组土药房还以"三土"（土医、土药、土药房）、"四自"（自种、自采、自制、自用）为特点，开辟药园，种植大量的常用中草药物，以充实卫生室、土药房，减少合作医疗经费的开支。与此同时，政府还从农村实际情况出发，培养了一大批不脱离生产、半农半医的医疗服务人员（1968 年《红旗》杂志称其为"赤脚医生"，此后这一称号广为流传），担负起提供基本医疗服务、开展卫生知识宣传、推广计划免疫、改善农村卫生环境等多方面的任务，对于促进农村医疗服务水平的提高与实现人人享有基本医疗卫生保障的目标起到重要作用。

但是，计划医疗体制，无论是城镇医疗制度还是农村合作医疗制度都存在非常明显的缺陷。首先，在计划医疗体制下，医疗机构是履行医疗保障制度职责、体现社会公益与福利性质的事业单位，否定了医疗卫生服务的经济属性，在医疗工作管理与服务方面与行政机关并无太大差别，违反了医学发展的规律。在单位内部，医务人员以治病救人为基本工作职责，必须无条件地做好本职工作，缺乏必要的激励机制，干好、干坏、干多、干少与个人利益没有直接关系，大大束缚了他们的工作积极性，也必然影响医疗服务水平与服务质量的提升。在外部环境上，所有医疗机构都是公办性质，相互之间可能存在一定程度的合作关系，或者体现了具体分工的不同（综合性医院与专科医院、县级以上的较大医院与乡镇卫生院等），不存在任何的竞争和利益冲突，每个单位无需为自己的发展前景担忧，也无法通过自身努力获取更大的利益，从而极大地抑制了它们的发展活力。行政化的管理模式还把一些衙门习气带到医疗工作中来，官僚主义、效率低下、手续繁琐、办事推诿等弊端在一些医务人员身上程度不同地存在，给医疗卫生事业带来严重的危害。其次，实行计划医疗体制初期，我国城镇人口稀少，占用大量医疗资源的公费医疗与劳保医疗覆盖面较小，而且年轻人口占大多数，医疗负担较轻。再加上那时候政府把医疗服务价格控制得非常低，经费支出的矛盾不太突出。但是，随着时间的推移，人口数量激增，国家的摊子越来越大，参加医疗保障制度的人员队伍日益庞大，加上我国人口平均年龄增长明显、健康状况下降，导致医疗费用不断膨胀，政府财政与单位财力都越来越负担不起，计划医疗体制不再具有可持续性。最后，在劳保医疗方面，不同地区、不同所有制、不同行业和不同单位之间，由于受到经济发展水平、政府支持力度、单位经济效益等因素的影响，职工所享受的医疗待遇存在很大差异。一些生产经营困难的企业、单位，职工医疗费用长期得不到报销，医疗费用拖欠现象严重，引发强烈不满，成为当时常见的一种社会现象。

20世纪80年代以来，我国进行国有企业体制改革，开始还原企业作为自负盈亏经济主体的本来面目，在激烈的竞争中，部分企业长期亏损，经营入不敷出，甚至走向破产，使劳保医疗失去了依托，逐渐难以为继。在合作医疗方面，农村公社财力非常有限，极大地限制了医疗服务的能力与服务水平，致使广大农村始终处于缺医少药的状态。1979 年以后，农村开始实行"统分结合"的联产承包责任制，1983 年 10 月，中共中央、国务院发出《关于实行政社分开建立乡政府的通知》，规定建立乡（镇）政府作为基层政权，以人民公社制度为依托的农村合作医疗失去了制度基础，曾经盛极一时的农村合作医疗逐渐解体。

2. 市场化导向的医疗体制改革

20 世纪 80 年代初，随着改革开放政策以及政府财税体制改革的实施，我国医疗卫生体制改革拉开了序幕。1985 年，为了克服计划医疗体制下对医院统得过死、管得过多从而使医院丧失活力等弊端，卫生部发布《关于卫生工作改革若干政策问题的报告》，核心思想是放权让利，扩大医院自主权，基本上是复制国企改革的模式。不过，当时改革还没有涉及制度层面，仅仅局限在旧体制内部。90 年代开始，医疗改革推向深入，开始以市场化取向为主。1992 年，国务院下发《关于深化卫生改革的几点意见》，按照"建设靠国家、吃饭靠自己"的精神，扩大了院长负责制的试点，并要求医院在"以工助医、以副补主"等方面取得新成绩。但是，此时的医疗改革仍然重视医院的公益性质与福利性质，政府部门高度关注医改的正确方向。1996 年，党中央、国务院召开新中国成立以来的第一次全国卫生大会，做出《关于医疗卫生改革与发展的决定》，明确了医疗卫生事业是政府实行一定福利政策的社会公益事业，提出了新时期医疗卫生工作的方针，要求医疗卫生工作必须坚持全心全意为人民服务的宗旨，正确处理社会效益和经济效益的关系。90 年代末期以来，我国医疗体制改革加快了市场化步伐，公立医疗机构逐渐变成一个自主经营、自负盈亏，既重视社会效益，又重视经济效益的市场主体。国家医疗卫生投入逐渐减少，越来越不能满足医院自身发展的需要，加之经济利益的驱动，营利成为医疗机构与医务人员的主动追求，医疗服务体系全面趋利化。特别值得一提的是，改革开放以来医药生产流通和监管体制发生重大变化。改革开放后国家对药品的统一管理名存实亡，各省药品质量管理机构都拥有独立的药品审批权。在药品生产分散管理的背景下，地方保护主义的驱动、个人从中牟利的驱使，使医药生产厂家遍地开花，全国范围内一下子涌现出 4 000 多家药品生产企业，以及更多的药品批发、零售企业。这些医药企业的运行与发展，都需要通过"经营、收费、加价"来维持，结果必然导致医药价格的节节攀升。监管制度的缺失，社会上不正之风的影响，还使医药企业通过贿买医生处方权来实现销售成为公开的秘密，而行贿的成本又进一步推高了药价。最终，畸高的药价成为老百姓难以承受的负担。

3. 医疗体制改革存在的问题

医疗体制改革存在诸多显而易见的问题，对于医疗卫生事业的发展与良性医患关系的形成产生严重的消极影响。

（1）医疗保障体系倒退。改革开放以来，公费医疗的职能被极大弱化，劳保医疗、农村合作医疗走向解体，人民群众面临"医疗保障真空"。1998 年 12 月，国务院发布《关于建立城镇职工基本医疗保险制度的决定》，要求在全国范围内建立覆盖全体城镇职工的基本医疗保险制度，标志着公费和劳保医疗制度已经完成了历史使命，正式退出历史舞台。之后，医疗保险制度经过十余年的改革和建设，确立了新型城镇职工基本医疗保险制度模式：社会统筹和个人账户相结合，费用分担，医疗服务竞争，费用控制，以及社会化管理等新的运行机制；在制度层面上初步形成以基本医疗保险为主体，以各种补充医疗保险（公务员补充医疗保险、大额医疗互助、商业医疗保险和职工互助医疗保险）为补充，以社会救助为底线的多层次的医疗保障体系基本框架。与此同时，在农村也开始实施新的农村合作医疗试点工作，由农民自己与政府共同为农民提供医疗保障。但是，总的看来，在很长的一段时间里，医疗保险参保率明显偏低，主要覆盖国有企业和机关事业单位的职工，还包括部分集体企业的职工，大量的其他类型企业的职工，非正式就业人员，下岗、失业职工，残疾人和孤寡老人，进城的农民工，较早退休的"体制内"人员，以及为数众多的农民还没有被制度所覆盖。卫生部发布的第三次国家卫生服务调查结果显示：2003 年，在城镇，享有城镇基本医疗保障的人口比例为 30%、公费医疗 4%、劳保医疗 5%、购买商业医疗保险 5%；在农村，参加合作医疗的人口比例为 9.5%、各种社会医疗保险占 31%、购买商业医疗保险占 8.3%、没有任何医疗保险占 79.1%。① 可见，改革开放近 20 年来，我国医疗保障体系的覆盖面较计划经济时期大大收窄。我国医疗保障制度存在的另一个问题是基本医疗保险水平较低。在发达国家以及一些医疗保障制度比较完善的国家，全民参加医疗保险，绝大部分医疗费用由保险公司承担，不存在个人支付高额医疗费用的现象。但是，在我国直到 2008 年，参加农村合作医疗的农民住院治疗需要自己支付医疗总费用的 60%。对于一个普通的农民家庭来说，这是一笔不小的开支。最近几年，国家加速完善医疗保障体系的步伐。截至 2011 年，我国城镇职工基本医疗保险、城镇居民基本医疗保险、新型农村合作医疗参保人数超过 13 亿，覆盖面从 2008 年的 87% 提高到 2011 年的 95% 以上，筹资水平和报销比例也不断提高，政策范围内住院费用报销比例提高到 70% 左右②，表明完善的医疗保障体系开始形成。

（2）对医疗卫生服务造成重要影响。以市场为导向的医疗卫生体制改革使医疗机构成为高度重视经济效益的市场主体，医务人员成为受经济利益驱动的"经济人"。与一些国家实行免费医疗，或者医疗机构与保险公司而非患者发生经济联系的医疗保障模式不同，我国医务人员在医疗卫生服务市场上，扮演着近乎矛盾的双重角色：一方面承载着患者的信赖与托付，以患者利益代理人的身份向他们推荐治疗方案；另一方面又以医疗服务供给方的身份从患者身上获得自己的经济利益。医疗机构与医务人员可以利用其中的便

---

① 参见《中华人民共和国卫生部 2004 年中国卫生统计提要》。
② 参见 2012 年《中国的医疗卫生事业》白皮书。

利牟取一己之利。这也是"大检查""大处方"等过度医疗现象屡禁不止、医疗费用屡屡攀高难以得到有效控制的深层次制度原因。政府投入不足，补偿机制不科学，导致医疗经费的短缺，使医疗机构与医务人员对经济利益的追逐更加变本加厉。这样，医疗服务逐渐脱离公益性质，蜕变为充满铜臭味的商业行为，医疗机构对"救死扶伤、治病救人"等医疗工作宗旨的践行大打折扣。在实际生活中，同样的病情在一些医院却得不到同样对待，有钱人享受高水平、高质量的医疗服务，普通人只能享受较低水准的一般服务，经济条件困难的人可能受到歧视，甚至"看不起病""住不起院"，身患重病却只能放弃治疗。诸如此类的现象经常在医院里发生，令人对医疗服务的公正、公平产生质疑，也影响了健康、良性的医患关系形成。

除了市场化导向产生的消极影响之外，制度的不完善还导致医疗卫生服务领域存在其他一些问题。在微观管理体制上，由于受到政府或上级部门的影响，公立医院还不是真正的自主管理、自我发展、自我约束的法人实体，还没有完全打破计划体制下形成的人事制度和分配制度模式，人力资源不能合理流动，收入分配不能充分体现优劳优酬、多劳多得的分配原则。医疗服务业监管体制还不健全：行业准入方面，人员准入制度存在欠缺（如临床药师、技师系列），技术准入规定严重不足（只有个案规定，没有成型制度），设备设施准入规范也不完善；运行监管方面，缺乏大量的技术规范和标准，以及关于医疗机构和医务人员社会经济行为的管制规定，没有建立起信息发布制度，法律规范比较简单，不能适应复杂的形势。所以，在认定医疗活动性质，打击非法行医和侵害患者合法权益行为方面显得力不从心。所有制形式还比较单一，20 世纪的 80年代医改启动以来，几乎每一个政策性文件都要强调鼓励社会力量办医，但截至 2008 年，我国私立医院的数量仅占医院总数的 20%左右，资产总额仅占医院资产总额的 3%，门诊量仅占全部医院门诊量的 4.4%。近几年，民营医院得到较快的发展，2011 年全国有

8 437 个，占全国医院总数的 38%，① 但所占比例仍然较低，尤其是医院资产总额与门诊量公立医院相比显得微不足道。私立医院发展的滞后，不仅难以为社会提供充足的医疗服务，难以有效缓解医疗资源供给的不足，也无法与公立医院进行强有力的竞争，不利于促进医疗服务质量与水平的不断提高。

（三）社会大环境的深刻影响

社会转型期出现的一些不良风气与思想观念，例如拜金主义、个人主义、享乐主义等，也会传播到医疗工作中来，在医务人员中产生消极作用，最终影响医疗服务的质量与水平，损害患者权益，不利于良好医患关系的形成。

（1）人们权利意识增强，对医疗服务提出更高的要求。改革开放以来，我国政治体制改革的重要目标是把我国建设成民主与法治的社会。时至今日，人民群众的主人翁意识、法治观念、权利思想大大增强，尤其是逐渐树立起依法维权的现代科学理念。体现在医患关系中，那种患者觉得医疗服务是医疗机构的恩赐、只会对医生唯唯诺诺、完全服从的时代已成为历史。患者的权利意识苏醒，认为自己与医务人员地位是平等的，把接受医务人员的服务看作自己应有的权利，并对医务人员提出完善服务的各种要求。当他们发现自己的正当权益受到侵犯时，就会毫不犹豫地提出质疑，要求医方停止侵害、赔礼道歉、赔偿损失，乃至将医院告上法庭。患者委曲求全的时代已结束，医务人员的任何过错都会引发患者不满。但某些患者维权过度，"鸡蛋里挑骨头"，无理取闹、寻衅滋事，也在很大程度上导致医患关系紧张、纠纷频发。

（2）思想观念多元化的影响。进入社会转型期后，我国传统的思想观念发生了一些转变，"救死扶伤""实行人道主义""全心全意为人民身心健康服务"等传统医疗宗旨与价值理念在部分医务人

---

① 参见 2012 年《中国的医疗卫生事业》白皮书。

员心目中逐渐淡化，代之将个人利益的追求、自我价值的实现放在首要位置。一些社会不正之风，还潜移默化地影响着医患双方的行为方式，行贿受贿、请客吃饭、找熟人、托关系等经常出现，进一步毒化了本来已经不够健康的医患关系。这些在社会上久治不绝的顽症，在医疗工作领域同样成为难以根治的痼疾。2014 年 2 月国家卫生计划生育委员会作出规定，要求患者住院治疗前，医患双方需要签订不受贿、行贿的协议，作为医务人员廉洁行医的保证，引发了社会公众的热议。有人对这一做法的初衷给予高度肯定，并对可能产生的效果表示乐观；也有人认为拒绝行贿、受贿是每一个医务工作者应该履行的基本道德义务，如此要求纯属多此一举，其最终效果也令人怀疑。

（3）社会矛盾泛化的影响。社会转型是社会结构发生的重大的历史性转变。"先发"型国家的社会转型是一个"渐进的过程"，而"后发"型国家的社会变革则常常是矛盾聚集的过程。① 我国是一个后发现代化的国家，在计划体制和市场体制的转轨、过渡、并存过程中不可避免地会发生冲突和摩擦，甚至有时候还发生非常激烈的矛盾冲突。因为社会的深层次变革引发的各种矛盾，在人们生活、心理上产生的种种不适和混乱，非常容易在医院这个特殊的环境下，以某些因素为导火索，以医患冲突的方式比较集中、激烈地爆发出来。例如，在市场机制下，高收入者可以获得较多、较高质量的卫生服务，而低收入者则获得相对较少、较低质量的卫生服务。社会贫困阶层和弱势群体面对疾病、失业、贫困、腐败等社会问题，加之医疗机构存在的体制、机制弊端或不良的经营行为，本来已经引发心态失衡，情绪处在一个负性状态，现在由于经济地位差距产生的医疗消费悬殊超出人们的心理承受能力，引发公众对社会公正信念的质疑，最终导致医患关系紧张，酿成医患冲突。从一定

① 黄义初. 浅谈市场经济条件下如何构建和谐的医患关系 [J]. 现代医学管理，2006，6（2）：4.

意义上讲，转型社会无序的利益分化造成卫生资源分配不公，社会中存在的"仇富情节"与社会不满联系在一起的分层意识，是医患关系恶化的重要催化剂。

（四）医方工作理念落后，人员综合素质不高

受市场经济大潮与医疗体制改革市场化导向的影响，为数众多的医疗机构与工作人员越来越注重对经济利益的追求，甚至将实现经济效益凌驾于社会效益之上，以此作为最重要的工作指导思想，却淡忘了医疗工作的基本宗旨，忽略了医疗工作的社会公益性质。在"一切向钱看"思想的指导下，一些医院为各科室制定创收任务，个人收入直接与科室创收指标完成情况、自己的门诊量、开药量相联系，从而导致大检查、大处方等过度医疗现象愈演愈烈，令广大患者背负沉重的经济负担，苦不堪言。经济利益至上的理念还使某些医院和医务人员对于家庭贫困、特别是欠费的患者采取歧视态度，对其降低服务质量，甚至拒绝实施救治，把患者拒之于门外或者在治疗中发生停医、停药现象，加剧医患关系的紧张，激化医患矛盾，乃至引发极端恶性事件。部分医院工作人员，特别是行政管理人员思想观念陈旧，工作能力缺乏，不懂得现代化的科学的医院管理与医疗工作方法，难以为患者提供高水平、高质量的医疗服务，阻碍医院各项事业的发展，导致医疗秩序混乱、违法违规现象严重、医疗卫生环境恶劣等，引起患者的不满，致使医患关系趋于恶化。

20世纪以来，现代医学技术的发展导致医患关系物化与医学目的失人格化，原先紧密融入医学的人文精神被十分精细的专业化发展冲击得支离破碎：患者的疾病被简化为某组织器官结构和功能异常，患者痛苦被简化为某疾病的症状和体征，患者的治疗被简化为手术与用药。市场经济的发展，使"以人为本、救死扶伤"的医疗行为蜕变为一种商业行为，一些医务人员过度追求个人报酬而不惜侵犯患者的正当权益。目前"重技术、轻医德"，"重专业，轻人

文"是我国许多医院存在的通病。部分医务人员对患者存在"恩赐"心理，把自己凌驾于患者之上，言行举止中缺乏对患者及家属应有的尊重，对患者权利缺乏足够的重视与保护。一些人忙于研究疾病、治疗疾病，陷入 CT 扫描、核磁共振成像等现代化诊疗仪器之中，却忘记了患者作为一个人的存在，忽略了他们的心理感受与精神需求。更有极少数医务人员品质恶劣、医德低下，把患者看成牟取利益的工具，丝毫不考虑患者的病情需要与经济承受能力，小病大治、无病也治、多开药、开贵药，丧失了作为一个医务人员应该具备的基本素质。

（五）患者缺乏医学知识，对医务人员信任缺失

患者对于医患关系建构产生的消极影响主要源于自身医学专业知识的缺乏、对于医务人员的极度不信任，这是造成医患关系紧张的重要原因。医学是一门实验性很强的自然科学，当前医学尚存在许多未知领域，人体密码很多方面还没有被完全破译。据统计，目前人类发现的疾病共有 3 700 多种，而人类能够认识清楚的只有 700 种，尚不足 20%，国际公认的诊断准确率只有 70%，抢救成功率为 75%。① 况且，人体也存在个体差异和药物不良反应等难以预知的客观因素。但是，绝大多数患者都是医学专业知识的门外汉，对医学技术的局限性、医学发展的有限性认识不足。不少患者觉得，到了医院，把自己托付给医生，就等于进了保险箱，他们有义务、有能力医治好自己的疾病，而对于医疗工作的高风险性、治疗后果的不确定性缺乏充分的认知和心理准备。还有的患者把就医看作是一种消费行为，认为自己缴纳了医疗费用，就理所当然地应该得到回报，医院就必须满足自己的医疗需要，治好自己的病。一旦出现医疗意外或者没有达到预期目标，他们根本无法接受。

在正常的医疗工作与医患关系中，双方保持信任是基础。从患

---

① 曾国华. 和谐社会下的医患关系重构研究 [D]. 南昌大学，2009.

者角度出发，信任包括就医前的预设性信任、就医过程中医患互动的关系信任，以及医患关系结束后经过评价确立认识性信任三个阶段。① 尤其患者对于医务人员前两个阶段的信任是医疗工作正常开展的基本前提。但是，社会转型期，社会道德水平滑坡，社会舆论的片面误导，都对医患关系产生了十分不利的影响，导致医患之间不信任、相互猜忌和怀疑。2006 年，北京市卫生人文精神调研课题组选择 10 家医院，分别抽取 1 000 名医务人员和患者进行问卷调查，结果显示：医方对患方的信任度仅为 66.3%，患方对医方的信任度也只有 74.1%。② 出于对医疗机构与医务人员的不信任，一些患者在就医前就先入为主地"预见到"对方的诊疗中存在不当医疗行为，把自己当成赚钱的工具实施过度医疗，自己的权益会遭受种种侵害等，并在心理上已经做好"讨价还价"的准备。一旦医生采取的医疗措施违背他们的愿望，或者跟假想的"侵权行为"相一致，他们就自以为抓住了确凿证据，对医方进行声讨，闹得不可开交。还有的患者自我维权过度：对自己与医生的谈话进行录音，对医生的诊疗情况做笔记，对医生实施的检查与手术录像，甚至故意隐瞒自己的病情与病史考验医生的专业知识和诊断能力，等等。一些患者自以为是的种种不友善举动，让为维护患者生命与健康利益付出大量心血与汗水的医务人员深感委屈和难以接受，产生极大的反感，甚至采取针锋相对的措施"以牙还牙"，从而使本已紧张的医患关系更加恶化，医患冲突进一步加剧。

① 王锦帆. 关于我国医患沟通内涵与目的的思考 [J]. 中国医院管理，2007，27（3）：27-29.
② 崔荣昌. 医患关系中的医患沟通研究 [D]. 山东大学，2008.

第三编
重构我国的医患关系生态

第六章
深化医药卫生体制改革

开始于 20 世纪 80 年代的我国医疗卫生体制改革，以市场化为导向，同时要求医疗机构保持公益性质，承担起医疗保障的基本职责，取得了一些成就，同时也存在许多严重的问题。国务院发展研究中心发表研究报告称："中国的医疗卫生体制改革基本上是不成功的。"深化医疗卫生体制改革（简称"医改"）是我国经济社会发展过程中面临的一项重要任务。

一、我国市场化医改存在的问题

（一）存在的基本问题

我国医患关系紧张的一个根本性原因，在于医疗体制改革的商业化、市场化走向违背了医疗卫生事业发展的基本规律，从而导致了一系列矛盾。

1. 医疗卫生服务的根本目标与商业化、市场化之间的矛盾

毫无疑问，我国发展医疗卫生事业的宗旨与医疗体制改革的根本任务是确保全体人民的身体健康，人人享有医疗保健。为实现这一宏伟目标，对于我国这样一个人口众多、经济水平总体落后、经济实力还不够强大的发展中国家来说，必须以尽可能少的医疗卫生投入实现尽可能好的全民健康结果，选择成本低廉、效益良好的医疗卫生干预重点以及比较适宜的技术路线，这在我国的计划经济时代曾经得以实现并受到世界各国一致肯定。

但是，在商业化、市场化的服务体制下，医疗卫生服务机构成为独立的经济主体、市场主体，医院及医务人员出于对营利目标和自身经济效益的追求，其行为必然与上述目标发生矛盾。在医疗卫生工作干预重点的选择上，往往将经济效益放在首位，导致出现轻预防、重治疗，轻常见病与多发病、重疑难重病，轻适宜技术、重高新技术等倾向。于是，人们对多开药、开贵药的现象早已司空见惯。一些廉价、适宜的诊疗方法或药物受到冷落，可以为医院带来较高利润、产生较大收益的高新设备、贵药新药受到欢迎。更加严重的是，一些医疗卫生服务机构或个人基于牟利动机提供大量的过度服务，甚至不惜损害患者的健康。改革开放以来，我国医疗服务价格以及全社会卫生总投入迅速攀升，但全民综合健康指标却没有得到相应的改善。

2. 医疗卫生服务的公益性质与商业化、市场化之间的矛盾

市场化导向的改革实际上使医疗卫生服务成为一种消费性产品，但是医疗卫生服务与一般消费品存在显著的不同，大多数医疗卫生服务具有公共品或准公共品性质，一般的营利性市场主体对此干不了、干不好或不愿干。自古以来，医疗机构与医务人员作为医疗卫生服务的提供者备受全社会的尊崇，医务人员被誉为救死扶伤的"白衣天使"，现在却在市场化要求下担负起"赚钱"的使命，面临"恪守职业道德"与"为医院创收"的两难困境。政府对医疗行业投入的严重不足，进一步强化了这种困境。由于政府对医疗机构的

投入比例逐年下降，导致医疗机构的生存与发展资金短缺，只得通过医疗服务牟取经济效益作为补偿。换言之，政府逐步淡出自身职责，结果必然是将负担转移到患者个人身上，加重患者负担。有些医院甚至给医生下达死"命令"，要求达到一定门诊量、完成一定的创收任务，才能拿到一年的全额奖金，以此来评判一个医生的技术高超与否，并作为评优评先的重要指标。一些单位与个人受到"一切向钱看"思想的影响，更是变本加厉地把牟取经济利益放在医疗工作首位。医院不断扩大服务范围，增加收费项目，致使"以药养医""以械养医"现象的普遍存在，使"一切为了病人，为了一切病人，为了病人一切"的理念在医院各种体制下变得无影无踪，形成了公益性和市场性的尖锐对立。

3. 医疗卫生服务的可及性与商业化、市场化之间的矛盾

医疗卫生的普遍服务性质，决定了它必须能够及时满足每一位患者的需要。因此，医疗卫生服务体系本身必须是多层次的、布局合理的，能够覆盖到任何一个人身上。在计划医疗体制时代，国家利用比较紧缺的医疗卫生资源，基本上实现了"全民医疗"的目标。但是，医疗体制改革却大大收窄了医疗卫生服务的可及性。除了国家医疗卫生资源分配不合理的因素，商业化、市场化的医改也负有不可推卸的责任。市场经济的本能是最大限度地实现经济利益，商业化、市场化的医疗卫生服务方式，不仅无法自发地实现"人人享有医疗保健"的战略目标，而且由于追求经济利益的驱使，导致医疗服务资源越来越在层次布局上向高端服务集中，在地域布局上向高购买力地区集中，从而导致医疗卫生服务的可及性大大降低。改革开放以来，我国许多大城市的医院密集程度和拥有的高端服务设备数量已经达到了西方发达国家的水平，医疗服务质量和水平得到巨大提升，但是广大农村地区，特别是一些偏僻、落后地区重新回到了缺医少药的状态，医疗卫生服务方面的城乡差距进一步拉大。

4. 疾病风险与个人经济承受能力之间的矛盾

市场化改革，决定了患者自己必须承受一定的医疗费用，特别

在我国当前医疗保障体系不健全的情况下更是如此。但是，由于不同社会成员可能遭遇的疾病风险以及对相关医疗服务的需求存在区别，而且个人及家庭之间的收入情况、经济承受能力也存在较大的不同，如果将医疗服务需求视为纯粹的私人消费品，主要依靠个人和家庭的经济能力来抵御疾病风险，则必然导致相当一部分社会成员的医疗服务需求无法得到最低程度的满足，基本健康权利无法得到应有的保障。这不仅有失社会公平，也会带来其他一系列经济与社会后果。从我国几十年来进行医疗体制改革的实际结果看，至少在很大程度上将医疗服务逐步演变为私人的消费品，其消极后果逐渐显现出来。过度的商业化、市场化道路不符合医疗卫生事业发展的规律和要求，是一个早已被理论和各国实践充分证明了的问题，进行"新医改"非常重要而迫切。

（二）医疗体制改革出现问题的主要原因

（1）对于医疗卫生事业自身的矛盾特殊性缺乏充分清醒的认识。在医疗服务体系的改革和建设方面，简单地将医疗机构视同为一般企业，选择了一条过度市场化的改革道路。传统的计划医疗体制解体以后，医疗服务机构的生存与发展，从完全依靠政府拨款，一下子转向主要依靠经营性的医疗服务收入。政府的角色淡出，试图通过市场化运作、鼓励医院创收来实现自负盈亏、自我发展，偏离了医疗卫生服务于社会的大目标。社会与医院、医务人员与患者之间对于资源的占有严重不对称，鼓励医疗卫生机构追求经济利益，必然损害社会和患者的利益。在医疗费用的筹集与分配方面，忽视了疾病风险与个人经济能力之间的矛盾，忽视了风险分担与社会共济之间的矛盾，也违背了医疗卫生事业发展的基本规律和要求。

（2）其他方面的体制变动对医疗卫生事业发展产生影响。其中最突出的是财政体制方面的改革。20世纪80年代，政府实行多种形式的财政分级包干体制，医疗卫生事业发展的责任特别是政府的投入责任改为主要由地方财政承担。由于各地区间经济发展水平和地方财政能力上存在很大差距，不少落后地区经济发展水平低、实力弱，不可避免地影响当地医疗卫生事业的发展。90 年代税制改革以后，中央财力极大增强，但依然没有形成有效的转移支付制度，对改变地区间医疗卫生事业发展的不均衡局面没有产生太大的影响，"强者犹强，弱者恒弱"的困局依然存在。

二、国外医疗体制改革的实践与经验

他山之石，可以攻玉。我国医疗保障制度和体系很不完善，需要大力学习和借鉴国外医疗体制方面的成功经验，再结合我国的实际国情吸收利用。国外，特别是发达国家的医疗保障起步较早，医疗体制各有特色，积累了一定的发展经验。

（一）国外主要医疗体制模式

1. 英国模式

英国模式即英国等部分西方发达国家和部分社会主义国家实行的政府主导、财政包揽的国民卫生服务体制。在这种模式下，医务人员享受公务员待遇，基本医疗作为社会福利由政府免费、无偿地提供给全体国民，所有社会成员享有公平的医疗服务，政府财政包揽全部医疗费用。

第二次世界大战以后，英国工党上台执政，开始推行"从摇篮到坟墓"的国家福利政策。在医疗卫生保健领域，设立了三级管理体系：社区医疗系统为全社区居民提供医疗保健服务；城市里按区域设立全科诊所，为本地区居民提供诊疗服务和私人保健医生服务；城市里还建有综合性全科医院，规模大、水平高、服务好，提供比较高端的服务。英国的医疗机构绝大多数是公立的，由政府举办，统一接受卫生部的全权管理，经费完全源自政府的公共财政拨款。同时，存在少量的私立医院，主要为部分有特殊需求的患者提供昂贵的自费医疗项目服务。

总的来说，英国模式是一种大包大揽式的全民医疗保障制度。

其优点是：确保每一个社会成员都能享受到基本医疗服务，一定程度上体现了社会公平；缺点是：需要雄厚的财力与政府大力支持做后盾，而且容易出现浪费流行、效率低下现象。目前，巨大的医疗财政支出让英国政府捉襟见肘、难堪重负。20 世纪 80 年代，撒切尔夫人执政时期进行医疗改革，逐步导入市场机制，推行"管"与"办"相分离的政策——政府通过招标方式将各类医疗机构的经营管理权移交给专门的医院管理公司和基金组织，然后由政府出钱购买服务，通过各医院间的竞争，达到降低医疗费用和压缩管理成本的目的，效果逐渐显现。

2. 美国模式

美国模式又称商业保险模式，即以美国为代表的部分国家实行的市场主导、政府参与的一种医疗体制。在这样的模式下，通过市场化的运作方式，即企业为雇员购买或私人自愿购买商业保险，之后保险公司负责筹集资金，向符合条件的患者提供就医经济补偿或直接向医疗机构购买服务。政府充分发挥公权力的管理和服务职责，但是政府兴办的公立医院只为社会弱势群体提供保障。

美国的医疗机构以营利性的私立医院为主，大约占医疗机构总数的70%。政府对私立医院严格把关，只有符合政府所规定的条件才能开办医院，只有具备执业资质的医生才能行医。非营利性质的医院占30%左右，分别由各类慈善机构和政府出资兴办，以特定的人群为服务对象，主要是包括军人、老弱残疾、贫困失业人员等，政府对这类医院实行全额免税政策。医院医疗服务大部分由保险公司购买后，再由医院为患者提供服务。医疗保险费用由企业和员工共同承担，直接向保险公司缴纳，避免了政府职责的扩大，也因为无需设立专门的政府管理机构，而减少了不必要的管理成本开支，更杜绝了可能的腐败行为。

在美国的医疗保健制度中，充分体现了市场经济的自由色彩。这一模式的优点在于，医疗服务和医疗保险完全市场化，医疗效率比较高，原则上能够满足患者不同的医疗服务需求；同时政府财政负担比较轻，既摆脱了福利国家的财政负担过重的困境，又保障了相对的社会公平。但是，缺点也比较明显，要求企业和个人必须具有较高的支付能力。由于医院和医生为增加收益不断提高诊费，导致保险公司也不断提高保险费用，最后造成一部分人买不起保险、看不起病的结果。据悉，目前有约15%的美国人没有医疗保险，这已经成为日益严重的社会问题。①

3. 日本模式

日本模式也称社会健康保险体制，即日本、德国、加拿大、法国等国家实行的一种全民医疗保险体制模式。在这种模式下，政府从解决居民的基本医疗卫生需求入手，通过立法强制企业和雇员按照工资的一定比例向法定保险机构缴纳社会医疗保险金，再由法定保险机构向公立或私立医院购买服务的一种医疗体制。它与美国模式的不同之处在于，医疗费用国家化，医疗费用大部分由政府负担；医疗服务社会化，政府依托行业监管医院与医务人员。

以日本为例，20世纪60年代日本经济从战后的衰败中重新起飞后，建立了覆盖全民的医疗保险体系。日本的医疗保险基金由个人、企业和国家共同分担，其中个人交纳比例很小，约是工资收入的8%。国家机关和企业的职员，每月从工资中直接扣除；农民和私人企业员工，按月定期到当地社会保险部门缴费；失业者和孤寡者，由失业保险金和遗属年金为他们提供医疗保费。全国医院、诊所均为医保患者提供服务，日本国民可持医疗保险卡到其中任何一家就诊。

这种模式的优点在于：一是社会统筹能力较强，可以将社会力量有效地动员并集中起来；二是体制合理，国家作为公权机关，在维护国民健康方面，无论是财政支持还是制度监管，均尽了应尽之责；三是机制合理，政府、雇佣单位和社会成员个人合理分担医疗费用。缺点在于，制度的合理难以面对不可抗的因素，制度难以约束人心道德。由于人口老龄化严重和出生率下降（以日本的情况尤为突出）等因素，导致投保人数日益减少而用保人数逐渐增多，支

出费用大幅度上升，医保基金入不敷出。此外，对于这种类似于带有全民福利色彩的医疗保障体系，一些人抱着"不用白不用"的心理，过度使用医疗，造成不必要的资源浪费。

4. 巴西模式

巴西模式即以巴西为代表的部分国家实行的以全民免费医疗为主、个人医疗保险为辅的医疗制度。

南美大国巴西，作为世界上贫富差距最大的国家之一，为了使不论贫、富，所有人都能享受到基本的医疗保障，1988 年颁布的新宪法决定建立"统一医疗体系"，使每一个巴西公民都有权利得到政府各级医疗机构的免费治疗。"统一医疗体系"由全国所有的公立卫生站、医院、大学医院、实验室、制药厂、血库、医疗科研机构，以及卫生管理部门聘用的私立医疗机构组成，由卫生部、州卫生厅和市卫生局统一领导，共同履行全民医疗保障的职责。除了公办医疗机构，还有大量的私人医院，为患者提供较高水平的医疗服务。有钱人常常自掏腰包够买私人医疗保险，到私立医院看病。

显然，"统一医疗体系"模式对于保障每一个社会成员享有医疗权、实现医疗平等、保障人民群众身体健康等方面发挥了重要作用，但是需要消耗大量的人力、物力、财力，使政府背负了沉重的经济负担，对于经济发展水平不高的巴西来说尤其如此。此外，在该模式下，出现较大的资源浪费与工作效率的低下也是不可避免的。

（二）国外实践对我国医疗体制改革的启示

首先，从国外的经验来看，建立覆盖全体社会成员的完善的医疗保障体系，是世界各国医疗体制改革的共同追求。无论是政府发挥主导作用的英国模式、巴西模式，还是"医疗服务社会化、医疗费用国家化"的日本模式，以及医疗服务和医疗保险完全市场化的美国模式，都把确保广大人民群众的基础医疗权、实现人人享有医疗保健作为一个主要目标。其中，前三种模式主要依靠政府财政提供强大的财力支持，或要求企业的参与，建立起覆盖全社会的医疗保障网络体系，最后一种模式则主要依靠用人单位和职工缴纳保险费建立起庞大的商业医疗保险网，政府与社会只对特殊群体提供保障。这体现了医疗保障权作为一项基本人权而存在，每一个人都有权利接受基本医疗服务，是实现社会公平的重要体现，也是构建和谐医患关系、促进社会稳定与和谐的必然要求。

其次，如何科学地、恰如其分地发挥政府与市场的作用，是建立完善的医疗体制的关键。一方面，大包大揽存在弊端。英国因为"政府主导、财政包揽"，实行从"摇篮到坟墓"的保障，短短20余年便捉襟见肘，而且内部浪费严重，效率低下，医务人员积极性不高，被迫进行市场化的改革，发展私立医院。即便是较好地发挥了市场调节作用的日本模式，也存在过度使用医疗、严重浪费资源的现象。另一方面，不包不揽也不行。政府作为公共权力机构，是维护社会公平公正的主体，过度地依靠市场的作用必然会导致医疗资源分配不公、覆盖面过窄、弱势群体陷入"医保真空"等问题，违背医疗保障制度的初衷。偏重于市场经济自由色彩的美国医疗保健制度，由于要求企业和个人必须具有较高的支付能力，结果导致一部分人买不起保险、看不起病，已经成为令人关注的社会问题。因此，如何按照卫生和医疗服务系统的特殊规律，制定相应的制度体系，既充分发挥政府的作用，又充分发挥政府的职能，是医疗卫生管理面临的重大课题。

此外，完善医疗保障制度，还需要充分利用一切社会资源。即便在主要依靠政府财政作为支撑的医疗体制模式下，如英国、巴西，私立医疗机构仍然在实现医疗保障方面扮演着重要角色。我国人口众多、政府财力紧张，更应该积极鼓励社会力量办医，充分发挥私立医院在实现人民群众医疗保健目标中的作用，努力调动一切积极因素为发展我国的医疗卫生事业服务。

三、我国医疗卫生体制改革的出路

(一)新医改的启动

进行新医改，革除现有医疗体制存在的弊端，是我国政府面临的一项重要而迫切的任务。2006 年，国务院医疗改革工作小组开始研究制定新的医疗改革办法，在经过为期三年漫长的酝酿和十次征求意见之后，最终于 2009 年 3 月出台了《关于深化医药卫生体制改革的意见》和《2009—2011 年深化医药卫生体制改革实施方案》，标志着新医改开始启动。

根据上面两个文件的精神，新医改的总体目标是：建立健全覆盖城乡居民的基本医疗卫生制度，为群众提供安全、有效、方便、价廉的医疗卫生服务；到 2011 年，基本医疗保障制度全面覆盖城乡居民，基本药物制度初步建立，城乡基层医疗卫生服务体系进一步健全，基本公共卫生服务得到普及，公立医院改革试点取得突破，明显提高基本医疗卫生服务可及性，有效减轻居民就医费用负担，切实缓解"看病难、看病贵"问题。

为实现医药卫生体制改革的总体目标，新的医改方案重点加强"四柱八梁"的建设，即着力建设公共卫生服务、医疗服务、医疗保障、药品供应保障四大体系，形成四位一体的基本医疗卫生制度；建立健全包括医药卫生管理体制、医药卫生机构运行机制、多元卫生投入机制、医药价格形成机制、医药卫生监管体制、医药卫生科技创新机制和人才保障机制、医药卫生信息系统以及医药卫生法律制度在内的八大支柱，保障医药卫生体系有效规范运转。

新的医改方案还提出重点实施五大改革措施：推进基本医疗保障制度建设、建立国家基本药物制度、健全基层医疗卫生服务体系、促进基本公共卫生服务逐步均等化、推进公立医院改革。

新的医改方案中还专门论述了"构建健康和谐的医患关系"。医改方案提出：为协调各方特别是"医、保、患"三方的利益关系，大力推进公立医院的改革试点，改革公立医院管理体制、运行机制和监管机制，积极探索政事分开、管办分开的有效形式；完善医院法人治理结构，推进公立医院补偿机制改革，加大政府投入，完善公立医院经济补偿政策，逐步解决"以药补医"问题；加快形成多元化办医格局，鼓励民营资本举办非营利性医院；大力改进公立医院内部管理，优化服务流程，规范诊疗行为，调动医务人员的积极性，提高服务质量和效率，等等。

（二）新医改取得阶段性成效

经过多年的努力，我国医药卫生体制改革已经取得了重要的阶段性成效。根据国家卫生和计划生育委员会 2012 年发布的《中国的医疗卫生事业》白皮书，新医改取得的成效主要表现在以下几方面：

1. 基本医疗保障制度覆盖城乡居民

截止到 2011 年，我国城镇职工基本医疗保险、城镇居民基本医疗保险、新型农村合作医疗三种保险制度取得巨大成就，已经构建起世界上规模最大的基本医疗保障网。除此之外，开展改革及取得的成效还包括：筹资水平和报销比例不断提高；推行医药费用即时结算报销制度；开展按人头付费、按病种付费和总额预付等支付方式改革；实行新型农村合作医疗大病保障；实施城乡居民大病保险、大病保险补偿政策；建立健全城乡医疗救助制度。

2. 基本药物制度从无到有

初步形成了基本药物遴选、生产供应、使用和医疗保险报销的体系。2011 年，基本药物制度实现基层全覆盖，所有政府办基层医疗卫生机构全部配备使用基本药物，并实行零差率销售，取消了以药补医机制。制定国家基本药物临床应用指南和处方集，规范基层用药行为，促进合理用药。建立基本药物采购新机制，基本药物实行以省为单位集中采购，基层医疗卫生机构基本药物销售价格比改革前平均下降了 30%。基本药物全部纳入基本医疗保障药品报销目录。有序推进基本药物制度向村卫生室和非政府办基层医疗卫生机构延伸。药品生产流通领域改革步伐加快，药品供应保障水平进一步提高。

3. 城乡基层医疗卫生服务体系进一步健全

采取多种形式、多种手段健全医疗卫生服务体系：加大政府投入，完善基层医疗卫生机构经费保障机制；加强基层卫生人才队伍建设，制定优惠政策，为农村和社区培养、培训、引进卫生人才；建立全科医生制度，开展全科医生规范化培养，安排基层医疗卫生机构人员参加全科医生转岗培训，组织实施中西部地区农村订单定向医学生免费培养等；实施万名医师支援农村卫生工程；转变基层医疗服务模式，在乡镇卫生院开展巡回医疗服务，在市辖区推行社区全科医生团队、家庭签约医生制度，实行防治结合，保障居民看病就医的基本需求，使常见病、多发病等绝大多数疾病的诊疗在基层医院可以得到解决。

4. 基本公共卫生服务均等化水平明显提高

国家免费向全体居民提供国家基本公共卫生服务包，包括10类41项服务。针对特殊疾病、重点人群和特殊地区，国家实施重大公共卫生服务项目等，由政府组织进行直接干预。2011年，国家免疫规划疫苗接种率总体达到90%以上，全国住院分娩率达到98.7%。2009年启动"百万贫困白内障患者复明工程"，截至2011年，由政府提供补助为109万多名贫困白内障患者实施了复明手术。

5. 公立医院改革有序推进

在17个国家联系试点城市和37个省级试点地区开展公立医院改革试点，在完善服务体系、创新体制机制、加强内部管理、加快形成多元化办医格局等方面取得积极进展。全面启动县级公立医院综合改革试点工作，以县级医院为龙头，带动农村医疗卫生服务体系能力提升，力争使县域内就诊率提高到90%左右，2014年试点县将增加到1 011个，覆盖全国50%以上的县，5亿人口。完善医疗服务体系，优化资源配置，加强薄弱区域和薄弱领域能力建设。区域医学中心临床重点专科和县级医院服务能力提升，公立医院与基层医疗卫生机构之间的分工协作机制正在探索形成。多元化办医格局加快推进，鼓励和引导社会资本举办营利性和非营利医疗机构。截至2011年，全国社会资本共举办医疗机构16.5万个，其中民营医院8 437个，占全国医院总数的38%。在全国普遍推行预约诊疗、分时段就诊、优质护理等便民惠民措施。医药费用过快上涨的势头得到控制，公立医院门诊次均医药费用和住院人均医药费用增长率逐年下降，公立医院费用控制初见成效。

（三）深化新医改的基本思路

必须清醒地看到，目前医疗卫生体制改革所取得的成就，远未达到人民满意的程度，新医改依然任重而道远。深化新医改的思路，应该主要包括以下几个方面的内容：

1. 医疗卫生事业的基本目标定位

在所有国家的医疗卫生事业发展过程中，特别是对于中国这样的发展中国家，首先需要解决的一个原则性问题是：一个国家可供支配的医疗卫生资源是有限的，而社会成员对医疗卫生的需求却没有止境。在此基础上，各个社会成员之间，以及不同的医疗卫生需求之间如何将有限的医疗卫生资源进行合理分配？换言之，必须首先明确医疗保障体系的保障对象，即"保障谁""保什么"的问题，这是实施医改的基本前提。

解决上述问题主要存在三种不同的做法：

（1）由政府主导，尽可能地为所有社会成员提供完全均等的、有限水平的服务保障。这种模式的优点是可以实现医疗保障体系的公平性，以及医疗卫生投入的宏观绩效；主要问题在于管理和操作上都非常困难，尽管一些国家（如实行"从摇篮到坟墓"福利政策的西、北欧各国）进行过一定程度的尝试，事实上没有任何一个国家的医疗卫生体制能够真正做到这一点。

（2）以市场化的方式逐步推开，把医疗卫生服务视为一种私人生活消费品，通过发挥市场的作用实现医疗卫生资源的优化配置。这种选择的优点在于便于操作，也能保证较高的效率；最大问题在于会产生严重的不公平，整个卫生投入的宏观绩效也很低。我国近年来的改革实践出现一系列问题，已经充分证明了这一点。所以，这种选择应当彻底放弃。

（3）优先保障所有社会成员的基本医疗需求，在此基础上，满足人们更多的医疗卫生需求。相比较而言，这种做法是比较合理的选择。它可以在较大程度上确保对全体社会成员健康权利的保护，大大提高医疗卫生服务的公平性，而且也便于操作。世界上大部分国家的医疗卫生体制，大体上都属于这种类型。

借鉴世界各国医疗体制改革的成功经验，密切联系我国社会的发展实际，应该选择第三种模式，即我国医疗体制改革目标应该定位为：首先必须充分保障所有社会成员的基本医疗需求，在此基础上尽可能地满足不同社会成员更多的医疗卫生需求。

2. 医疗卫生工作的干预重点和干预方式

基于医疗卫生资源有限性与公众医疗卫生需求无限性的矛盾，必须合理地选择医疗卫生的干预重点和干预方式，而不能四面出击，平均用力。我国作为一个人口众多，但是医疗卫生资源比较紧缺的发展中大国，对于医疗工作干预重点和干预方式的选择尤为重要。

从作为一个发展中国家的实际出发，我国医疗卫生工作的干预重点和干预方式主要表现在：

第一，在医疗服务侧重点方面，应当突出公共卫生服务，把预防与治疗常见病、多发病作为医疗卫生工作的重点。

第二，在疾病治疗的手段与方法方面，应当将医疗资源集中于成本较低、效益较好的基本临床服务，对于那些可以取得一定治疗效果，但成本非常高昂的临床服务，现阶段不宜广泛推行。

第三，坚决放弃那些成本较高、效益极差的临床医疗服务。

第四，应当注重选择更加适宜的医疗技术路线。

目前我国城镇医疗保障制度和新型农村合作医疗制度的设计，都将"大病统筹"作为医疗保障的重点。这种做法表面上看起来理由似乎很充分：由于大病、重病治疗费用高，而单个家庭财力有限，只能通过医疗保障制度来解决，小病则因治疗成本较低，可以由个人和家庭自行解决。但实际上，这种思路存在较大的问题：如果所有的大病问题都通过社会统筹来解决，则意味着公共筹资与个人筹资相结合的医疗保障制度几乎用来满足所有人的全部医疗服务需求，这显然不符合我国的基本现实，而且即便在一些经济水平较高的发达国家，本来已经捉襟见肘的医疗财政也难以做到。① 按照这一思路进行制度设计，结果必然是以牺牲大部分人基本医疗需求来满足部分社会成员的大病保障需求，影响医疗卫生事业的公平性，医疗保障目标也无法真正得以实现。另外，医学理论和大量的实践已经证明，很多疾病特别是部分大病的发生无法抗拒，治疗难度很大，治疗和控制成本很高，如果将保障目标定位为大病、重病，也不符合效益原则。

从我国的医疗工作实践看，先天性心脏病、终末期肾病、乳腺癌、宫颈癌、耐多药肺结核、儿童白血病、肺癌、食道癌、胃癌等疾病都被纳入医保范围。政府从城镇居民医保基金、新型农村合作医疗基金中划出大病保险资金，采取向商业保险机构购买大病保险的方式，实施大病保险补偿，对基本医疗保障补偿后需个人负担的合规医疗费用给予保障，实际支付比例不低于50%，能有效减轻个人医疗费用负担。这一方面反映了一些传统意义上的重大疾病已经发展成为我国的常见病、多发病，严重威胁广大人民群众的生命健康。为群众提供最大可能的帮助，迎战这些疾病的挑战，政府责无旁贷。另一方面也反映出我国经济实力的巨大提升，以及医学科学的快速发展，就防治这些传统的大病、重病而言，政府已经有实力、有能力为群众提供相关保障。而且，由于采取的是大病商业保险方式，在很大程度上减轻了政府财政负担，具有较大的可行性。总的来看，这与"医疗卫生工作干预重点集中于公共卫生以及常见病、多发病的治疗与控制"并不矛盾。

因此，关于医疗卫生工作干预重点的确定，有几个问题需要注意：

① 以美国为例，美国的医疗费用已占GDP的16.8%，按照这一趋势，2028年美国的医保体系将无钱可用。

第一，选择主要是针对政府的责任，如果部分社会成员的特殊医疗需求是通过其个人和家庭的力量或者其他筹资方式（购买商业保险等）承担相关费用，这种需求应当予以满足，政府与社会应当为此创造有利条件。

第二，区分常见病、多发病与大病，不能简单地以治疗费用的高低作为区分标准，而是需要综合考虑多方面的因素，例如，治疗的难度、对医疗卫生资源的消耗情况、预后效果等。而且，随着国家经济的发展与医疗技术的进步，部分重大疾病也可以列入医保范围。

第三，对于部分治疗成本很高、治疗效果很差甚至无法治愈的大病，目前比较合理的治疗方案是采用低成本的维持性措施来尽可能减轻患者的痛苦。但是，随着国家经济实力的增强，政府也可以把部分重大疾病列入医保范畴，尽可能地为之提供较多的人力、物力与技术帮助。

在计划经济时代，我国充分运用比较稀少的医疗卫生资源，为约占全世界1/4的人口提供了基本医疗保障，受到国内外的一致肯定。在今天，尽管卫生资源与医疗需求之间的矛盾依然很大，但与过去相比，随着改革开放以来国民经济的快速发展，整个国家的经济能力以及卫生投入能力均有了大幅度的增长。如果能够较好地选择医疗卫生工作干预的重点、干预方式，充分发挥资源投入的健康效用，全民的健康状况将会比计划经济时期得到更大幅度的改善，健康水平将得到进一步的提高。

3. 医改的核心问题在于强化政府责任

发展医疗卫生事业与实施医改，仅仅依靠市场的作用无法自发地取得成功，必须充分发挥政府职能，强化政府的责任。计划经济时期，我国的医疗卫生事业取得巨大成效，当今世界其他国家特别是包括一些经济欠发达国家在内，医疗体制改革取得成功，人民群众获得较好的医疗保障，主要原因就在于此。在医疗卫生事业发展中，政府的责任主要体现在两个方面：一是强化筹资和分配职能；

二是全面干预医疗卫生服务体系的建设。

在筹资方面，首先要确保政府对公共卫生事业的投入。公共卫生事业属于典型的公共产品，提供公共卫生服务是政府的基本职责。长期以来，我国医疗卫生工作存在一些严重问题，一个非常重要的原因在于政府投入不足，导致医疗经费紧张、医疗保障能力不足，引发一系列问题的发生。近年来我国政府财政对公共卫生事业投入大幅度增加，但是与医疗卫生事业发展需求仍然存在较大差距，解决公立医院医疗收费畸高的问题，在很大程度上需要依靠政府大幅度增加投入，替代患者负担医疗费用。此外，近年来尽管患者个人承担医疗费用所占比例明显下降，2011 年个人现金卫生支出由 2002 年的 57.7% 下降到 34.8%，最近几年仍呈现进一步下降趋势。但是，相当一部分常见病（主要是感冒、发烧等比较轻微的疾病）并不在医疗保障范围内，或者由于列入医保范围的疾病医疗费用高昂，即便扣除政府负担部分，患者仍然要承受比较沉重的医疗负担。所以，在很长一个时期内，加大政府投入一直是我国医疗卫生事业工作的主要任务。

从筹资方式看，主要存在两种方式：一是直接通过政府一般性税收筹资，为国民提供医疗保障，这是政府最主要的筹资方式；二是政府组织实施社会医疗保险计划，对国民提供医疗保障，即通过商业保险方式，由政府出资向商业保险机构购买医疗服务，相当于从保险机构为患者花费医疗费用进行融资。两种筹资和保障方式相辅相成，可以最大限度地提供资金保障，促进我国医疗卫生事业的快速发展。

在全面干预医疗卫生服务体系的建设和发展方面，目前医改面临的主要任务是：一要干预医疗卫生服务的地域布局，避免医疗卫生资源过分向城市及发达地区集中，引导与鼓励医疗机构向农村与落后地区发展，增加医疗卫生服务的可及性；二要干预医疗卫生服务的层级结构，完善三级医疗服务网络建设，大力扶持公共卫生及初级医疗卫生服务体系的发展，限制大医院过度膨胀，避免医疗卫生资源过分向高端集中，这是实现合理干预重点选择的基本条件之一；三要干预医疗卫生服务的服务目标，突出公益性，在此基础上发挥医疗服务机构及医务工作者在医疗卫生干预重点选择方面的积极作用；四要干预医疗卫生服务的质量和价格，完善基本医药目录，确保公众能够得到优质、廉价的服务。

四、深化医疗体制改革的具体设计

2007 年，中共十七大报告提出建立"覆盖城乡居民的公共卫生服务体系、医疗服务体系、医疗保障体系、药品供应保障体系"，其中重点应该做好以下几个方面的工作：

1. 进一步完善社会基本医疗保障体系

新医改最关键的任务，是建立健全全民多层次的基本医疗保障体制。我国的基本医疗保险主要包括城镇职工基本医疗保险、城镇居民基本医疗保险、新型农村合作医疗三种形式。1998 年，国务院颁布《关于建立城镇职工基本医疗保险制度的决定》，决定在全国范围内进行城镇职工医疗保险制度改革。改革的目标是改变以往国家和企业大包大揽的医疗制度，建立与社会主义市场经济体制相适应的城镇职工基本医疗保险制度，保障职工的基本医疗需求。改革的具体内容是用人单位和职工各自按照一定比例共同缴纳基本医疗保险费（目前一般用人单位缴费率控制在职工工资总额的 6% 左右，职工缴费率一般为本人工资收入的 2% 左右）。目前保险费的使用分为两部分，一部分用于建立统筹基金，另一部分划入个人账户。统筹基金一般用于支付基本医疗保险范围内的医疗费用，个人账户一般用于支付普通门诊与医药费用。2007 年，国务院在部分省市开展城镇居民基本医疗保险试点，之后逐渐推广至全国范围。城镇居民基本医疗保险参保范围主要是不属于城镇职工基本医疗保险制度覆盖范围的学生、少年儿童和其他非从业城镇居民。保险费的缴纳以家庭缴费为主，政府给予适当补助。城镇居民医疗保险基金重点用于参保居民支付住院费用和统筹疾病的门诊费用。2002 年 10 月，

《中共中央、国务院关于进一步加强农村卫生工作的决定》明确指出：要"逐步建立以大病统筹为主的新型农村合作医疗制度"，新型农村合作医疗由此启动。它是由政府组织、引导、支持，农民自愿参加，个人、集体和政府多方筹资，以大病统筹为主的农民医疗互助共济制度。农村合作医疗在保障农民获得基本卫生服务、避免农民因病致贫和因病返贫方面发挥了重要的作用。近年来，我国基础医疗保障制度取得了重大成就，根据《中国的医疗卫生事业》白皮书公布的统计结果，截止到 2011 年年底，三种保险形式参保人数超过 13 亿，覆盖面从 2008 年的 87% 提高到 2011 年的 95% 以上，筹资水平和报销比例不断提高，受益人数大大增加。

但是，目前我国基本医疗保障体制仍然存在一些不尽如人意的地方。问题主要表现在：一是保障水平总体不高，人群待遇差距较大。近年来，基本医疗保险实现了广覆盖，参保人数比例迅速增加，但是由于我国人口基数大，仍有相当一部分人没有纳入医保体系，得不到基本医疗保障。特别是城市和农村的一些贫困人口、流动人口是陷入"医保真空"的重点人群。同时，筹资和保障水平总体不高，患者报销比例较低，部分重病患者参保后个人负担仍然较重，保障范围以住院为主，常见病、多发病的门诊医疗费用尚未纳入保障范围。而且，城乡之间、区域之间保障水平不均衡，城镇居民医保和新农合待遇明显低于城镇职工医保，中西部地区与东部沿海地区待遇水平落差较大。二是适应流动性方面不足。与国外相比，我国的一个特殊国情是存在一个具有较强流动性的庞大农民工群体，截止到 2013 年全面范围内的农民工已经达到 2.69 亿人。目前，城乡基本医疗保险分属不同部门管理，参保人员在城乡之间、区域之间流动以及身份发生变化时，医保关系转移接续困难，影响了保障效果。此外，异地就医问题非常突出，特别是部分异地安置退休人员反映就医报销不便，需要垫付医药费用。一些退休人员要求享受居住地医疗保险待遇，在现行体制下却是不允许的。

完善基本医疗保险体制，主要围绕三个方面：第一，进一步扩大覆盖面，建成真正的全民性基本医疗保险体系。可以借鉴一些发达国家的做法，推行强制性基本医疗保险制度。西方国家在第二次世界大战以后普遍实行了法定社会保险制度，参加社会保险对每个公民来说，既是权利也是义务。我国政府也可以通过立法形式，规定参加社会基本医疗保险是每一个公民的强制性义务。对于经济困难群体，应该由国家进行补贴，代替他们缴纳保险费用，履行相关义务。在此基础上，使全体社会成员享受到基本医疗保险体制带来的福祉。第二，努力提高基本医疗保险水平，大幅度提高患者报销比例。目前，我国患者报销比例仍然偏低，尤其是要城镇医疗保险、农村合作医疗保险的报销比例明显低于城镇职工医疗保险，政府应该通过增加对基本医疗保险投入的方式，进一步提高患者报销比例，减轻他们的医疗负担。同时，完善基本医疗保险制度，将常见病、多发病的门诊医疗费用纳入报销范围。事实上，这类医疗费用已经成为患者不小的负担，并成为影响医患关系和谐的重要因素。第三，建立城乡一体化医疗卫生体制，实现全国联网基本医疗保险体系。尤其是要解决现行体制下适应流动性不足、医保关系转移接续困难等问题，为此，首先必须打破城乡、所有制等各种界限，建立覆盖全民的、一体化的医疗卫生体制。一个人，不管其职业与身份性质如何，不管他身处城市还是农村，只要是国家的公民，就有权利享受公正、平等的基本医疗保障待遇。即便是接受治疗地点与其参保地点不一致时，他仍然有权在异地办理医疗费用报销手续。在今天，计算机网络技术的发达为异地就医结算创造了有利条件，政府完全可以也应该建立一个覆盖全国范围的、统一结算的一体化医疗卫生体制。

对于不属于基本医疗保障范围的非基本医疗需求，主要通过市场化方式，依靠营利性医疗机构的发展提供医疗服务。2013年召开的中共十八届三中全会，进一步提出了鼓励社会力量办医的要求，大力发展私立医院是我国医疗卫生事业发展的重要内容。截至2011

年，全国社会资本共开办医疗机构16.5万个，其中民营医院8 437个，占全国医院总数的38%。① 政府应该在鼓励、扶持民营医院发展的基础上，积极进行引导、帮助、规范、监督，确保它们的良性、健康发展，真正发挥其对基本社会医疗保障体系的补充作用。

2. 大力推进公立医院改革

当前公立医院改革的主要目标是回归公益性。唯有医院提供真正意义上的公益性服务，满足人民群众对质优、价廉的医疗卫生服务需求，才能消除医患关系的紧张局面，构建和谐医患关系。何谓医院的"公益性"？一般认为，指医疗机构追求的主要目标不是本身及其成员的自身利益，而是提高医疗卫生服务的公平可及性、提升医疗服务的质量、节约患者的医疗支出等社会目标，以最大限度地实现患者利益为归依。从医院的发展历史看，西方国家最早的医疗机构由教会与慈善机构创办，以服务于人民的生命健康为基本宗旨。即便在今天，西方国家的大多数主要医疗机构也都是非营利性的。

在我国，公立医院都是由政府财政拨款创办起来的，保持公益性是其自身发展过程中必须遵守的一项基本要求。正如党的十七大报告所说，公立医院要"为人民大众提供安全、有效、方便、价廉的服务"。但是，以市场化为导向的医疗卫生体制改革却使公立医院逐渐偏离了公益化的发展方向，由此导致医患关系紧张、纠纷频繁发生。公立医院必须回归公益性，成为全社会的共同呼声。2010年，卫生部等五部委制定《关于公立医院改革试点的指导意见》，挑选部分城市进行公立医院改革试点，开始了社会主义市场经济条件下坚持公益化方向、有中国特色的社会主义公立医院制度探索，形成了"一个目标，三个领域，九项任务"的框架体系，提出了一系列重大的带有方向性、原则性的改革内容。

"一个目标"，就是要坚决维护公立医院的公益性，调动医务人

---

① 参见2012年《中国的医疗卫生事业》白皮书。

员的积极性，促使公立医院切实履行公共服务职能，为群众提供安全、有效、方便、价廉的医疗卫生服务，缓解群众"看病贵、看病难"问题，为老百姓看好病。

"三个领域"，即是一要完善服务体系，构建公益目标明确、功能完善、结构优化、层次分明、布局合理、规模适当的公立医院服务体系。二要创新体制机制，形成科学规范的公立医院管理体制、治理机制、补偿机制、运行机制和监管机制。三要加强内部管理，提高公立医院运行绩效，做到安全上更有保障，质量上更加提升，成本上更为合理，效率上更加提高，服务上更为改善。

"九项任务"，指完善公立医院服务体系，改革公立医院管理体制，改革公立医院法人治理机制，改革公立医院内部运行机制，改革公立医院补偿机制，加强公立医院管理，改革公立医院监管机制，建立住院医师规范化培训制度和加快推进多元化办医格局。

经过几年的试点，我国公立医院改革已经取得阶段性成效。2010年起，17个国家联系试点城市和37个省级试点地区开展公立医院改革试点，在完善服务体系、创新体制机制、加强内部管理、加快形成多元化办医格局等方面取得积极进展。各地抓住改革"以药补医"这个关键环节，以改革补偿机制和落实医院自主经营管理权为切入点，管理体制、补偿机制、人事分配、价格机制、医保支付制度、采购机制、监管机制等综合改革统筹推进，逐步建立起维护公益性、调动积极性、保障可持续的县级医院运行新机制。农村医疗卫生服务体系能力、区域医学中心临床重点专科和县级医院服务能力有所提升，患者在县域内的就诊率大大提高，医药费用过快上涨的势头得到控制。但是，这些成就的取得并不意味着公立医院存在的问题已经得到根本解决，"看病贵、看病难"问题依然严重存在，一些医院医疗服务质量与水平有待于进一步提高，医患关系恶化的势头有增无减。下一步改革的重点应该集中在：优化医疗卫生资源布局，加快形成基层首诊、分级诊疗、双向转诊的就医制度，使人民群众能够就近享受优质医疗卫生服务；坚持医疗、医保、医药联动改革，破除以药补医，理顺医药价格，减轻群众看病负担，使资金保障可持续；建立现代医院管理制度，完善激励机制，不断提高医疗卫生服务质量水平，加强医德医风建设；加快建立医疗纠纷人民调解和医疗责任风险分担机制，严厉打击违法犯罪行为，构建和谐医患关系；加强全行业监管，严肃整治打击非法行医和虚假违法医药广告，推进医院信息公开，保障人民群众健康权益。

3. 全面实施医药分开

我国医药市场混乱、药价虚高的源头主要在药品生产与流通环节。数量众多的医药企业需要生存和发展，形成最初的成本核算，之后在流通领域经过数不清的正当与不正当、合法与非法环节，使药品价格层层加码，一路攀升，由出厂时单个药品价格几元钱最终上升为几十元，甚至上百元。药品销售由此成为名副其实的暴利行业，医药代理也因此一度成为颇受青睐的高收入职业之一。这不仅使药价高得离谱，引起人们对于医疗卫生服务公平性的怀疑，引发患者的极度不满情绪，而且由于药品推销与商业贿赂联系在一起，还导致医疗行业腐败现象的加剧。根据其他国家的经验，国家基本药物制度应当作为国家药品政策的核心。主要内容是：国家按照安全、有效、必需、价廉的原则，制定基本药物目录；政府招标组织国家基本药物的生产、采购和配送，并逐步规范同种药品的名称和价格，保证基本用药，严格使用管理，降低药品费用。同时，要整顿药品生产与流通秩序，积极促进药品生产流通的规模化和现代化，改变目前企业规模小、数量多、监管难的状况。严格企业和药品准入，加强质量监管，确保药品安全、有效。①

改革医药生产与流通体制，美国的一些成功实践值得我们参考与借鉴。一方面，合理集中药品分销和批发企业，节省监管资源，提高监管效率。美国的药品销售额占世界药品市场份额的40%以

---

① 孙希浩. 我国医疗体制改革的困境与出路 [D]. 天津大学, 2009.

上，但药品批发商总共只有70家，容易实现对企业的有效监管，并节约了监管成本。与之形成鲜明对比的是，我国药品生产与销售在世界药品市场所占份额较小，却拥有数千家药厂和1万多家流通批发企业，其中不乏大量经营资质欠缺者，在很大程度上影响了政府的监管效率，同时也增加了药品流通监管中的各种安全隐患。另一方面，美国培育了比较成熟的药品流通中介服务市场。美国成立了专门的"药品集中采购组织"。该组织先是通过接受多家医疗机构的委托，形成较大的药品采购订单，在此基础上再与药品生产商或批发商进行谈判，借助于规模优势可以获得比医疗机构分散采购更低的药品价格，不仅有效地降低了医疗成本，同时也保证了药品采购渠道的合法化，避免了医疗机构自行采购药品出现的种种不良现象。

我国政府主管部门应该加快医药生产与流通领域体制的改革步伐，在学习美国及其他国家成功经验的基础上，建立健全相关制度，大力整顿医药市场。首先，严格按照药品生产质量管理规范（GMP）标准，对生产企业的资质、生产条件进行审核，清理淘汰一批生产条件缺乏的企业，同时对部分企业进行合理整合，改变目前药企数量多、规模小、实力弱的状况。其次，严格按照药品经营质量管理规范（GSP）对药品流通环节药品经营企业进行审核、清理，整顿市场秩序，同时培育和形成一部分大型的分销企业集团和相关中介组织，规避流通环节存在的各种安全隐患，保证药品流通领域的规范化发展。最后，加大监管力度，严格执行新修订的《药品流通监督管理办法》。重点加强对药品销售、使用环节采购的监督管理，尤其是强化对药品购销业务人员的监督管理，杜绝各种无证经营、非法经营行为。对于严重败坏行业风气、令人深恶痛绝却屡禁不止的商业贿赂行为，更要严加查处，在证据充足的基础上对行贿人与受贿人依法进行严惩。

深化医疗卫生体制改革，除了完善基本医保体系、推进公立医院改革、实施医药分开外，还需要完善医疗卫生监管体制。重点包括：强化全行业监管职能，优化监管机制、完善监管制度、创新监管手段，切实保障人民群众的健康权益；规范药品购销、医保报销等关键环节和医疗服务行为，预防与打击涉医违法犯罪行为；建立信息公开、社会多方参与的监管制度；完善医疗纠纷处理机制，优化医务人员的从业环境，构建和谐医患关系，等等。

第七章　重塑医学人文精神

　　近代以来，随着生物医学模式的形成，出现了医学自然科学化的倾向，医学与人文被割裂开来。特别是随着越来越多的医学诊疗仪器应用于医疗工作中，医务人员过度依赖于医疗器械的作用，使医患关系更加疏离，医学人文精神走向失落，成为导致医患关系紧张的重要根源。20世纪末，人们开始反思医学发展历史与自身的生存状态，再次把医学作为人的文化哲学来研究，重塑医学人文精神成为人们的共识。

一、医学人文精神的内涵

　　在中国，"人文"一词最早见于《易·贲象》："文明以至，人文也。观乎天文，以察时变；观乎人文，以化成天下。"当时的人文思想在内容上主要指诗、书、礼、乐等教化人的学科；就目的而言，文明以至人文，以化成天下，主要是满足统治阶级达到"文明"的需要以及个体修身需要的工具。现代意义的"人文精神"主要起源于西方国家的文艺复兴时期。11世纪，新兴的资产阶级针对封建宗教神学鼓吹神性、反对人性，鼓吹禁欲主义、否定人的自然欲望和现实幸福，鼓吹神的价值、否定人的价值等观点，提出了人文主义思想。这种新思想赞美人的尊严，强调人的价值，论证人的现世幸福，要求重视人的"个性""自由意志"以及世俗的享受，提出冲破封建的宗教束缚，追求人的解放。后来，为适应资产阶级革命的需要，启蒙思想家又进一步提出"天赋人权"和"自由、平等、博爱"等口号与要求。在今天，人们所普遍认可与追求的人文精神，作为人类文化积淀、凝聚、孕育而成的精华，以追求真、善、美等崇高的价值理想为核心，以人的自身全面发展为终极目标。

医学人文精神是人文精神在医学实践中的具体应用与体现，核心理念是以患者为本，集中体现为求善、求美，关注情感体验，对患者的价值——即对患者的生命与健康、权利和需求、人格和尊严的高度关心和关注，要求关心、帮助患者，对待患者要宽容、信任、真诚，在关键时刻医务人员能够为了患者牺牲个人利益。从一般原则和实现方式来看，医学人文精神主要是一种以尊重患者为核心的人道伦理意识和精神，也是一种全面实现患者利益的文化思想、理念与态度。从这个角度讲，它的内涵极其丰富，既可以体现为优化医疗环境所需要的人性氛围，也可以显示为优秀医务工作者所具备的道德水平与人文素质；既作为一种对医学人文本质追求过程的认识和情怀，也是一种实践人性化医疗服务的具体行为表现。

医学人文精神蕴含在医学的科学素养之中，作为实践主体（医务人员）的精神支柱、动力源泉和科学素质，以及作为科学精神的道德系统，在医学的深度和广度探究的过程中，在促进医疗工作宗旨实现方面，发挥着非常重要的作用。可见，纵观医学科学的发展，无不渗透着科学精神与人文精神相结合的要求，将医学与人文精神融为一体是医学和社会发展的客观必然。

二、医学中的科学精神与人文精神

科学精神是人们以认识和改造自然界为背景所形成的意识、态度、方法和习惯。科学精神的主要内涵：一是尊重事实，尊重客观规律；二是大胆探索，追求并坚持真理。在具体内容方面，科学精神表现为实证主义的态度与方法，正如孔德所阐述的："真实，与虚假相反；有用与无用相对；肯定、确定性，与犹疑相对立；精确，与模糊相对；组织，与破坏相对。"① 显然，在人类探索与改造世界的过程中，自然科学发挥着至关重要的作用。人们的思维深受其影响，近代以来的人类社会是一个科学精神至上的社会，机械力学、生物学、原子物理学、电子信息技术等科学技术的高度发达使科学精神统治着各个时期的时代精神，并促使人们在思维方式与行为表现上自觉不自觉地按照自然科学的基本法则办事。这种现象过度发展的结果是导致"科学主义""技术主义"思潮的出现，其中所蕴含的人类支配、统治自然的意志主义的倾向无限膨胀，成为当今时代生态危机的重要原因。

医学科学精神包含在医学精神之中，是科学精神在医学领域中的具体表现形式。它要求以求真、求实、推崇理性为主要特点，通过科学的方法去把握人体生命和疾病发生、发展的一切机制。医学科学精神在内容上具体包括实证精神、理性精神、创新精神、怀疑批判精神和献身精神等。

人类对于医学的认识大致经历了几个阶段：第一阶段，医学被归属于巫术。在人类社会形成的早期阶段，主要是原始社会以及奴隶社会初期，医巫一家，那些擅长观阴阳之变、被视为人与神之间沟通桥梁的巫师们同时肩负着拯救患者生命的使命，医学完全被巫术所控制。第二阶段，医学被当作治病救人的一种技艺。人们认为，这种技艺与手工作坊工人的技术类似，但是又存在明显不同。它同时体现为一种艺术，因此在欧洲中世纪人们将音乐、诗歌、天文学、建筑、医学等统称为"九艺"。它还与哲学相联系，《黄帝内经》既是我国最早的医典著作，同时又富含着大量的哲学思想。第三阶段，医学被视为自然科学的分支。这种观点在今天仍然具有重

---

① 严春友. 关于科学精神和人文精神必须协调发展 [J]. 探索与争鸣，1996（1）：4-7.

要影响，甚至在一些国家占据统治地位。人们认为，因为每一个自然人以及人的疾病与健康都具有自然属性，医学作为研究人的生命过程以及同疾病作斗争的一门科学，当然属于自然科学的范畴。第四阶段，医学被看成边缘学科或者交叉学科。随着社会的发展，医学的人文社会属性越来越多地被显现出来，不少学者提出：医学不是纯粹的自然科学，而是两大科学门类，即自然科学与人文社会科学相结合的科学。法国医学家诺尔曼甚至提出，医学科学的核心是社会科学。医学史家西格里斯也认为："医学与其说是一门自然科学，不如说是一门社会科学。"[1]

医学的神圣使命与本质特点，决定了医学科学精神必须与医学人文精神走向融合。只有插上人文和哲学的翅膀，医学才能飞得更高、更远。医学科学精神与医学人文精神作为医学思想的两个维度，统一于医学实践之中。两者的关系表现为：其一，医学人文精神为医学科学精神指明了人文方向。从医学治病救人的基本宗旨来看，人文精神是目的，科学精神是手段，手段应该为目的服务。因此，医学人文精神的价值追求，要求医学在发展中肩负起对生命终极关怀的神圣使命，遵守人道主义原则，追寻人文价值，确保患者权益，弘扬人文精神，从而指引医学的发展。其二，医学人文精神与医学科学精神相辅相成、有机结合，为实现医学的根本目标而共同提供支持。医学科学为患者疾病的痊愈提供物质保障，医学人文则为患者身心的康复提供精神支持；医疗技术手段可以帮助患者解决生理上的痛苦，医学人文精神则为患者治疗心理上的创伤；医学科学精神使患者摆脱疾病困扰之苦，而医学人文精神则使患者获得对生命的热爱、对生活的激情。其三，医学人文精神与医学科学精神相互渗透、相互包含，共同促进医学的发展。人文精神中也涵盖实事求是的态度，强调对真理的追求；科学精神中也包含积极努

---

① 郭航远，马长生，霍勇，钱菊英. 医学的哲学思考 [M]. 北京：人民卫生出版社，2011.

力、乐于奉献的基本内容。两者你中有我，我中有你，不可能完全割裂开来，均以实现医学的健康发展为根本目标。

三、重塑医学人文精神的必要性

20世纪后半期以来，世界各国开始重新审视作为当代医务人员应该具备的基本素质和要求，把人文素养作为其中的一项重要指标。近年来，随着我国医患关系的不断恶化，在破解医患关系困局的探索中，重塑医学人文精神也成为学术界与社会上一些有识之士的强烈呼声。这一切都表明，在新的历史时期，人们越来越充分认识到医学人文精神的重要性。

1. 重塑医学人文精神是由医学人文科学性质决定的

医学人文科学的性质就是"医学以人为本"的性质，它是相对于医学的自然科学性质而言的。[①] 长期以来，医学只被视为自然科学，其人文性质被忽略，这种片面性认识不仅是对医学科学性质的曲解，而且对医疗卫生事业的发展产生不利的影响。因为，作为医学研究对象的人，不仅具有生物属性，更具有社会属性。马克思指出，在其现实意义上，人的本质是一切社会关系的总和。所以，人以社会的方式存在，必然要与他人、与社会发生这样那样的联系；人的健康与疾病状况同人的精神活动、与人赖以生存的社会环境有着直接或间接的联系。对疾病发生、发展的原因与规律的认识，对疾病治疗方案与患者康复方法的探索，都离不开心理学、伦理学、社会学等社会科学知识的运用。更何况，一个优秀的医务人员必须具备较高水平的道德品质与人文素养。正是在这个意义上，19世纪德国著名病理学家魏尔啸说过："医学，本质上是社会科学。"

我国的中医传统理论特别强调人的精神活动与社会、家庭、环

① 张金钟. 关于医学的人文科学性质 [J]. 医学与哲学，2003，24（12）：15－17.

境等因素之间存在的密切关系，认为社会环境的变化对于人的精神状况产生影响，而人的精神因素的变化又往往导致人体内脏功能的改变，引发各种疾患，因而人的喜怒哀乐、思悲惊恐既能致病也能治病，"治病先治人"。① 在对医学性质的认识上，我国古人提出"医者意也，医者艺也"，把医学看作是一门富有哲理、观念理性的技艺；提出"夫医者须上知天文，下知地理，中知人事"，"下医治病，中医医人，大医医国"，更是将医学与人文社会科学高度联系起来。所以，忽视人文价值导向的错误，是对医学根本性质的偏离，无论在理论上还是实践上都极为有害，严重影响医学治病救人基本宗旨的实现。

2. 重塑医学人文精神是适应医学模式转变的需要

20 世纪中期以来，医学研究结果表明，人类的疾病谱已经发生了重大变化。由社会因素、心理因素作为重要诱发性原因的心脑血管病、精神疾病、肿瘤等非传染性疾病，在发生率与死亡率上都大大超过传统的传染病和寄生虫病，成为人类面临的主要敌人。在这样的背景下，美国学者恩格尔提出了现代医学模式，即"生物—心理—社会"医学模式，取代了传统的生物医学模式。由此宣告近代以来科学主义、技术至上的医学模式开始走向终结。与之相适应，医学由以治疗疾病为中心转变为追求以身体和心理对社会适应的健康状态为中心；由以防治感染性、传染性疾病为中心转变为以防治慢性非传染性疾病、社会心理性疾病为中心；从主要依靠医学技术和医疗部门为主，转变为依靠多学科合作和全社会乃至全世界共同参与的大医学、大预防为主；从主要着眼于疾病和健康问题转变到以人为本和人与社会、环境关系为主。为此，必须从根本上转变医疗工作中存在的医学非人文倾向，以及由于大量应用技术设备导致的医学关系物化倾向，更多地对患者进行精神上的关心、心理上的

---

① 孙英梅. 人文视角中的医患关系 [J]. 医院管理论坛，2004 (6)：50-52.

疏导，使医学重新找回人文属性。

3．重塑医学人文精神是维护患者权利、建构和谐医患关系的需要

患者权利，即患者在就医过程中享有的各种权利，除了及时获得救治、经济利益不受侵犯等权利，还包括大量的精神性权利，如人格尊严权、知情同意权、个人隐私权、获得优质服务权等。正是由于对患者权利的保障不力，致使医患关系日益紧张，医患纠纷与极端恶性事件接连不断地发生。大量调查结果显示，医院或医务人员对于患者利益的侵害引发的医患纠纷，主要不是针对患者的基本医疗权，而是在很大程度上由于医方人文精神的缺失导致对患者精神权利的忽视。饱受病痛的折磨、对疾病充满恐惧与担忧的同时又承受着医疗费用重担的患者，在精神上处于非常脆弱与无助的状态，迫切需要得到尊重、关怀、安慰与帮助，而一些医务人员却对他们态度冷淡、漠不关心，缺少应有的同情心，甚至表现出极度的不耐烦。还有的医务人员由于思想观念陈旧、法治意识薄弱，有意无意地侵犯患者的知情权、个人隐私权等权利，从而引发患者强烈不满，酿成医患纠纷。只有重塑医学人文精神，真正做到以患者为本，掌握与患者交流沟通的技巧与态度，才能最大限度地实现对患者权利的有效保护，在此基础上破解医患关系困局，建构和谐医患关系。

4．重塑医学人文精神是医院自身发展的需要

大量的临床资料显示，医务人员具备较高水平的医学人文素养能够增加临床的防治效果。例如，医患交谈与沟通有助于医生深入了解病人的身心健康状况，帮助医生更加准确地判断患者面临的问题，从而达到较好的诊疗效果。从这个意义上看，重塑医学人文精神是医院改进服务方式、提高医疗水平的重要方面。不仅如此，富有人文精神，对患者的人文关怀，还反映了一家医院所提供医疗服务的层次和水平。医疗服务越是人性化，人文关怀水平就越高，医院就越受到人们的欢迎，越能够赢得较大的发展空间。高尚的医

德、精湛的医术和熟练的操作技能，是医务工作者人性化医疗行为的体现；医生对患者充满人文情感，以精湛的医术、周到细致的服务为患者诊治疾病，使患者切实从医务工作者的治疗中体会到"医乃仁术、德为医本"的医学本质，是医疗服务高水平、高质量的表征。从这个意义上看，医学人文精神是一种重要的医疗资源。它作为一种无形资产，可以转化为有形的医疗资本，产生巨大的社会效益和经济效益，进而提升医院形象，促进医院的可持续发展。

四、医学人文精神的"古"与"今"

1. 古代的医学人文精神

古代社会，由于科学技术落后，医学主要表现为一种经验主义科学，在人类认识自身和世界的过程中，医学、宗教、哲学、伦理学多学科相互渗透，医学科学的人文性质显而易见。人类对自身起源、疾病、死亡、繁衍以及梦境等产生的思考，特别是采用催眠、心理暗示等方法驱病祛邪，是初期医学活动的开篇之作，其中涉及大量的人文科学知识。比较早的医学科学还与文学、宗教融为一体：世界上最早的医学院校产生于古埃及的神庙或天主教会；印度蜚声世界各国的名著《吠咤》既是医学巨著又是文学作品。① 在古代西方，医学教育还一直以神学、哲学、法律、拉丁文等作为基础课程，那种完全脱离人文精神而纯粹属于自然科学范畴的医学科学是根本不存在的。

西医之父希波克拉底提出一系列著名的医学伦理思想，在誓言中把"为病家谋利益"作为医学活动的最高标准，认为"医学是一切艺术中最美好、最高尚的艺术"。他提出，名副其实的医生需要具备以下几方面的素质：第一，"医学仆人"的思想与患者生命至上的理念。"无论何时登堂入室，我都将以患者安慰为念，远避不善之举。"第二，高尚的医学人文品格与深厚的人文素养。"反对放

---

① 彭红. 医患博弈及其沟通调适［D］. 中南大学，2008.

纵，反对粗俗，反对贪婪，反对色情，反对劫掠，反对无耻"，应该"严肃、自然、放映敏锐、应对自如……言语优美、性情宽厚，尊重事实，从善如流"。第三，知识结构合理，知识视野广阔。"把学问引进医学，或把医学引进学问"，"在医学与学问之间没有不可逾越的鸿沟"。第四，团结协作，互相配合。医生处于困境时，"应该建议请别人，以便通过会诊了解真相"，"医生之责，非一己可完成。无患者和他人合作，则一事无成"。第五，仁爱与同情之心。"医生切不可斤斤计较报酬"，"如果一个经济拮据的陌生人需要诊治，要毫不犹豫地帮助他们"。

在我国古代，中医理论坚持系统的观点、联系的观点及发展变化的观点，注意从整体把握部分，从人与自然环境的关系中考察人体的生理功能，分析患者的病因，本身就包含着丰富的辩证法思想。《黄帝内经》《伤寒杂病论》《大医精诚》等经典医学著作，同时也是很好的人文素质教育教材，其中包含着许多先学做人、再学医术的宝贵思想。"医乃仁术""大医精诚"是历代大医们对医疗工作伦理的最好注解。例如，《黄帝内经》比较早地提出了大量弥足珍贵的医学人文思想：一是"人命关天"思想。提出："天复地载，万物悉备，莫贵于人"，医生治病时"如临深渊，手如握虎，神无营于众物"。二是医学人文理念。认为医学不仅要治病，还要同情、关爱患者，"上以治民，下以治身，使百姓无病，上下和亲，德泽下流。"要求医务人员"敬用五事"，即"容貌要恭敬，言语要有条理，视察要清楚，听受要聪敏，思虑要通达"；具备"三德"，即刚正不阿、以刚制胜、以柔制胜。三是广阔的知识视野与科学的思维品质。提出医生应该"上知天文，下知地理，中知人事"，治疗疾病"病为本，工为标。标本不得，邪气不服"。四是良好的职业品格与正确的价值取向。要求医生起坐有常、举止得体、思维敏捷、头脑清醒。医生诊病时应该高度负责，心无杂念。

2. 近代的医学人文精神

近代以后，情况开始发生变化。医学界在某些方面继承了古代医学的某些思想与做法，强调医生应该为患者提供优质的服务，遵守一定的伦理规则。例如，19 世纪法国制定的《医学专业指南》一书中明确指出：医生必须在较大范围内使患者感到心理舒适，在举止谈吐方面要做到礼貌、和蔼、可亲、坚定；在人际关系方面要处理好与护理人员、患者和患者家属及药商等人的关系。① 德国柏林大学教授胡弗兰德在《医学十二篇》中提出救死扶伤、治病救人的医德要求，被视为希波克拉底誓言的发展。但是，很多时候医学与人文精神却被割裂开来。主要原因在于，近代科学特别是生物学的迅速发展武装了医学，为医学的发展开辟了道路，使医学成为沿着生物学、化学、物理学等自然科学思路和方法认识并解决问题的学科。由此，患者的疾病被解释为某一个或某几个组织器官的结构和功能异常，患者的痛苦被看成某种疾病的症状和体征，对患者的治疗被简化为用药或手术。于是，医学技术的客观与数据化逐渐替代了医学人文精神的主观和仁爱。尤其是 20 世纪以来自然科学技术高度发达，听诊器、心电图仪、CT 机、核磁共振等大量的医疗器械被用于临床诊断，使医患关系由“人—人”的关系变成“人—物—人”的关系。许多医生陷入现代化的诊疗仪器之中，“只见病、不见人”，只对一张张化验单和检查报告做理性分析，省略了正常的“望、闻、问、切”的沟通和交流，也很少去探询患者的心理需求。患者好像是一台需要维修的机器，不而再被当作富有情感的人，可见医学人文精神的失落成为不争的事实。

社会转型期部分医务人员职业道德滑坡，甚至把医疗卫生服务与医疗技术看成与患者进行交换的商品，将其视为个人谋取私利的手段，医患关系的功利化、商业化倾向非常明显。当前，我国医疗工作中存在的许多问题，诸如“大处方”“大检查”、收红包、吃回扣以及某些医疗机构重复收费、过度收费等现象，消解了医患之间的关爱和信任，使医学逐渐失去“人性化”。

20 世纪中期以后，随着医学模式的转变，医学人文精神开始重

---

① 汪幼琴. 西方医患伦理思想的演变 [J]. 中国医学伦理学，2006（3）：112－113.

新引起人们的重视。特别是 1980 年代以来，重塑医学人文精神逐渐成为世界各国医学界与教育界的共识。因为医学模式的转变使人们对于"健康"一词的含义与标准有了全新的认识。1948 年，世界卫生组织提出全新的健康概念，得到世界各国的一致认可：健康是一个人的躯体、精神和社会适应处于完全良好的一种状态，而不单指没有疾病或体弱。这一认识意味着人类开始以一种全新的眼光来重新审视自己的生存状态和生存理由，对健康的理解远远超出了生物学标准"不生病"的范畴，要求医学除了具备传统的"治病"功能，还要使患者能够更好地适应社会，实现精神上、社会上的完满状态。显然，只有人文科学才能让人的精神世界充满健康的活力，重塑医学人文精神因此成为医学界的重要使命。

五、重塑医学人文精神的路径

（一）加强医学人文教育

重塑医学人文精神，大力提升医务人员的人文素养是关键，而医务人员人文素养的提升首先应该从教育做起。

20 世纪 60 年代开始，新的医学人文教育在西方国家兴起，美国率先将人文教育引入到医学教育之中，其他国家也纷纷效仿。到了八九十年代，美国医学教育委员会在"医学教育未来方向"报告中明确提出要加强针对医学生的人文社会科学教育。不甘落后的英国教育部门，也提出要在医学教育和实践中加入更多交叉课程，实现医学人文与医学自然科学相互渗透。日本针对医生缺乏人文知识的问题，决定在课程设置上增设"医学概论"，其中涵盖了大量有关医学人文的内容。时至今日，在发达国家医学院校的课程设置中，人文社会科学占总学时数的比重，美国、德国达到 20%~25%，英国、日本约为 10%~15%，主要包括哲学、历史、宗教、法律、伦理、文学、艺术及行为科学等，并以医学伦理学、医学哲学、医学法学等医学与人文科学交叉学科作为核心课程。

在我国，"重专业、轻人文"，"重知识、轻素质"是医学教育界普遍存在的通病，必须从根本上转变这种错误倾向，在医务人员与在校医学生中大力开展医学人文教育。对于医务人员来说，要通过宣传教育，使他们树立"医学人文精神是医学灵魂"的思想，明确：医学的崇高不仅在于先进的诊疗设备和高超的技术手段，更在于对患者的关心和同情，在于对生命的敬畏和关怀。这种理念要贯彻到他们的每一项检查、每一次治疗之中，要付诸每一个微笑、每一声问候之中。尤其要大力提升医务人员的职业道德素养，提高他们与患者交流、沟通的意识与能力，为关心、尊重和理解患者，提供人性化、高水平的医疗服务奠定基础。对于医学生来说，当前开设的人文社会科学课程主要是思想政治教育课，教学内容比较单一，理论与实际联系不够密切，缺乏实用性与针对性。必须构建合理的医学人文课程体系，涵盖医学心理学、医学伦理学和卫生法学以及哲学、历史、文学、艺术等课程，使学生充分接受古今中外医学人文精神的熏陶。同时，要大力革新教育、教学方式与方法，构建理论教育与实践教学相结合的人文教育体系，既保证课堂教学取得良好效果，又将人文精神培养贯穿于学校校园文化建设等一切活动之中，切实保证人文教育的实效性。

(二)深化医疗卫生体制改革

邓小平同志指出："制度好可以使坏人无法任意横行，制度不好可以使好人无法充分做好事。"我国当前医学人文精神的缺失，与改革开放以来市场化导向的医疗卫生体制改革存在莫大关系。不少医疗机构与医务人员形成"金钱至上"的价值观，导致人文精神与医疗工作目标相背离。深化改革是提升医学人文精神的有效举措。一是要推进公立医院改革，推动公立医院回归公益性。政府要加大投入，充分调动医院与医务人员的积极性，同时破除"以药补医"体制，从根本上解决群众"看病难""看病贵"问题，彰显和弘扬医学人文精神。此外，还要扩大城镇职工基本医疗保险、农村合作医疗覆盖面和受益面，稳步提高结报比例，减轻群众负担，缓和医患对立情绪。二是推进医院内部运行体制改革，建立健全更加灵活、规范的管理体制。特别是要建立健全激励和约束机制，充分调动医务工作者的积极性和主动性。建立健全人才招录聘用和培养使用机制，营造公开平等、高效有序的良好竞争氛围，提高人才的利用效率，优化人力资源配置。建立健全医风医德教育和考评机制，以体系化、制度化、规范化措施提升医务人员的整体素质。

2013 年，卫生部长陈竺在视察厦门医改时指出："今年，50%的县级城市将破除医药补医，17 个试点城市开始破冰，城乡医改将汇成洪流。"① 新医改使"以药养医""以械养医"格局有所转变，将有力地推动公立医疗机构回归公益性质的进程，在很大程度上有利于扭转医疗机构和医务人员"一切向钱看"的倾向，为医学回归人文本质提供政策与制度上的支持和有力保障。

（三）完善医学人才标准

医学人才应该具备哪些条件，什么样的人算是一名合格的医务人员，是每一个医疗机构引进人才、招聘员工时不可回避的一个问题，也是我国建设高素质医疗人才队伍的基本前提。

20 世纪八九十年代，随着医学模式的转变，国际上关于医学生的质量标准也随之发生变化。1988 年，世界卫生教育会议发表了《爱丁堡宣言》，提出要"重新设计 21 世纪的医生"，要求医学教育不仅要传授生物医学内容，还要同等传授专业技能、态度和行为准则等。1993 年 8 月，世界医学教育高峰会议发表了《世界医学教育高峰会议公报》，提出医生应该促进人类健康，防止疾病，提供初级保健；要遵守职业道德，热心为患者治病和减轻病人痛苦；还应是优秀的卫生管理人才、患者和社区的代言人、出色的交际家，有创见的思想家、信息专家，掌握社会科学、行为科学知识并努力终身学习的学者。1995 年世界卫生组织又提出"五星"级医生的理念，指出未来的医生应是：保健的提供者（care provider），决策者

---

① 李雯婷，赵邦. 医学人文精神回归问题的反思［J］. 卫生软科学，27（10）：632 - 634.

(decision maker),健康教育者(health educator)或称为交际家(communicator),社区领导者(community leader),服务管理者(service manager)。①

从我国的情况看,在医务人员的人文素养方面,国家并未对医务人员统一做出具体、明确的强制性要求,这与我们的国情有关。整体上我国医疗工作人员人文素养偏低,而且由于各地经济文化发展不平衡,医疗人才队伍素质参差不齐,特别是在一些偏远、落后地区,即便是专业科班出身的医务人员也极度缺乏,更遑论要求他们具备较高水平的医学人文精神。但是,随着社会的发展与进步,以及患者对于医疗服务的要求越来越高,医学人文精神应该成为每一名医务人员必备的基本素质。因此,台湾大学、中山医科大学等学校的牙医系入学考试要考美术或美工测验,要求学生具备耐心细致的性格以及一定的审美能力,以便胜任将来所从事的医疗工作。目前,我国许多医院在招聘人才时,把考核医学人文知识、考察人文素养、进行心理测试等方面作为重要内容,体现了对人文精神的重视,得到社会的认可。还有不少医院,在职人员年度考核中增加了医学伦理学、卫生法学等内容,这反映出医院对医学人文精神的高度重视。可以预见,随着社会的不断发展与进步,医学人文素养将越来越成为医学人才评价的重要指标。

(四)创新医疗工作机制

创新医疗工作机制的目的是更好地提高医疗服务的质量与水平,最大限度地维护患者的正当权益。为此,首先要做到"细微之处见精神"。具体表现在:强化医务人员态度热情、语言文明、动作规范等服务细节的要求;设立公告栏,公开医院规章制度、收费情况、医务人员个人相关信息,保障患者的知情权;不断提升医患沟通技能,语言行为讲感情、讲场合、讲艺术,善于安慰、鼓励、开

---

① 国家教委高等教育司. 面向 21 世纪改革高等医药教育 [M]. 上海:上海中医药大学出版社,1997.

导患者，使其时时处处感受到温暖，等等。创新工作机制，还应该充分发挥医院伦理委员会的作用。在西方国家，医疗机构普遍设立医院伦理委员会。它担负着医院决策的伦理导向、医学伦理教育和培训、医患纠纷伦理咨询、重大医疗问题伦理审查监督等重要职能，一方面在促进医院管理、强化医疗服务方面发挥了作用，另一方面也是医学人文精神的充分体现。"作为维护医患关系之间权益公平的中介力量，把医学从单一的冷冰冰的技术中解放出来，灌注于伦理的精神，把医学技术与人文关怀结合起来，在医患之间构筑起一种新型的关系。"① 目前，我国部分大医院成立了医院伦理委员会，但是往往由于没有实现制度化运行，伦理委员会成员组成比较混乱，难以真正发挥作用。各医院应该尽快成立医院伦理委员会，在伦理导向、教育培训、伦理咨询、审查监督等方面发挥重要作用，以强化对患者权利的保障，提高服务质量与服务水平，促进构建和谐医患关系。

（五）加强卫生法制建设

在一定意义上，医学人文精神的主要内容就是最大限度地维护与提升患者的正当权益。当今时代，患者权利主要通过道德与法律两种手段得以实现与维护。由于法律权威性更强、效力更高，依法规范医务人员行为、保障患者权益已经成为世界各国的一种通行做法，成为一种趋势和潮流。从我国卫生立法的情况看，总体上立法位阶偏低，主要是行政法规与部门规章的层面，例如《医疗机构管理条例》《医疗事故处理条例》等，尤其缺乏一部系统的专门性患者权利法，致使医疗机构和医务人员的行为很多时候处于无法可依的境地。

为了实现医疗卫生管理由"人治化"向"法治化"的转变，最大限度地维护与提升患者权益，减少医患冲突，应该主要从两个方

---

① 魏京海. 论医院伦理委员会的建设［J］. 医学与哲学，2005，26（12）：31-32.

面着手：一是要全力推进卫生法体系的完善。通过制定新的法律，将患者的正当利益与需求、对医院发展提出的目标与要求等方面做出明确规定，作为统领医疗卫生系统各项工作和实行改革的基本依据。立法时应当注意对现有的卫生法资源进行有机整合，以此为基础建立完善、系统的卫生法制体系，为依法办医、以法治医做好准备。二是要做到有法必依，严格执法，违法必究。对于医疗卫生领域内的违法现象，例如愈演愈烈的医疗机构乱收费、过度医疗、医务人员无证行医、索贿受贿等现象，一经发现都必须依法处理，绝不姑息。只有守住了法律的底线，才能占领道德的高地，也才能为培育和践行医学人文精神提供强有力的支持。

早在20世纪40年代，"现代科学之父"乔治·萨顿就注意到，科学的发展带来的可能是人情味的丧失。"科学的发展，已经使大多数的科学家越来越远地偏离了他们的天堂，而去研究更专门和更带有技术性的问题，相当多的科学家已经不再是科学家了。"① 同理，相当多的医生已经不再是医生了，而是逐渐成为医学技术专家、操作工、医学官员、医匠以及精明能干的生意人。技术专家如此深地沉浸在他的问题中，以至于世界上其他的事情在他眼里已经不复存在，他的人情味正面临枯萎与消亡。在医学一路向前的发展过程中，很多时候已经迷失并陶醉在纯技术的世界里，如果不及时纠正，就会付出丧失人文关怀和人文精神的代价，失去"医乃仁术"的本来面目。由此可见，目前在我国的医院建设与发展中，加强医学人文建设、重塑医学人文精神重要而迫切。

① 郭航远，马长生，霍勇，钱菊英. 医学的哲学思考 [M]. 北京：人民卫生出版社，2011.

第八章
培养有效的医患沟通能力

　　1989 年，世界医学教育联合会在《福冈宣言》中指出："所有医生都必须学会交流和处理人际关系的技能。缺少共鸣同情，应该看作技术不够一样，是无能力的表现。"随着社会的发展与进步，医学的人文属性日益显现，良好的医患沟通越来越成为一名医务工作者不可或缺的基本素质与能力。

一、医患沟通的内涵

　　关于医患沟通，学界的定义不尽相同，有人认为："医患沟通是医务人员为了促进、维护患者健康，提高患者生活质量，在医疗服务过程中，与患者及其家属因就医诊治而发生的信息、意见、情感、愿望等传递、理解与交流的行为过程。"[1] 还有人提出："医患沟通（doctor-patient communication）是在医疗卫生和保健工作中，医患双方围绕伤病、诊疗、健康及相关因素等主题，以医方为主导，通过各种有特征的全方位信息的多途径交流，科学地指引诊疗患者的伤病，使医患双方达成共识并建立信任合作关系，达到维护

---

① 周冀英，谭戈. 加强医患沟通刻不容缓 [J]. 医学教育探索，2006，5（4）：363.

人类健康、促进医学发展和社会进步的目的。"① 显然，以上两种界定中，后者的阐释更加全面、具体，不但涵盖了信息发出者与接受者、信息内容、传播媒介、信息反馈等基本要素，并且揭示了沟通的双向性特点，以及各要素之间存在的联系。据此，医患沟通可以定义为：在医患双方之间，以医务人员为主导，围绕患者的健康问题及诊断治疗情况，通过多种途径、多种方式进行的信息交流。

我们从以上阐述可以发现关于医患沟通概念的两个关键点：一是医患关系是在医患之间发生的一种双向交流关系，医务人员与患者共同作为医患关系的主体；二是医疗工作的本质属性决定了医务人员在医患沟通中发挥主导作用，扮演着发出信息的主要角色。在具体实践中，医患沟通首先指医患双方通过进行语言交流，实现信息共享。一般情况下，患者向医务人员了解的信息包括：个人病情、治疗方案、预后效果、医技水平、医疗费用、风险与预防、健康指导等。医务人员从患者身上获知的信息包括：患者本人及家族遗传病史、患病后的感受、先期治疗情况、个人生活与职业等。医患语言交流的内容还包括医务人员对患者的精神安慰、心理疏导，患者对医务人员的问候与感激等。除了语言交流，医患沟通还表现在双方的行为举止上。医务人员慈祥的面容、和蔼的态度、端庄的举止、柔和的语气、整洁的服饰可以给患者带来亲近感、安全感、信任感，患者及家属的文明行为同样也会使医务人员在心灵上感受到温暖与慰藉、美好与和谐，是进行医患沟通不可忽略的重要形式。无论语言的沟通还是行为的交流，医务人员都应该作为主动实施沟通的一方。在诊疗过程中，医务人员积极引导与维持医患沟通，切实维护患者的知情同意权，对患者进行关心与照顾，这是医患沟通的主要方面，是由医疗卫生服务工作基本宗旨与双方占有信息极不对称的医患关系特征决定的。因而，一般意义上对于医患沟通问题的探讨主要从医方角度展开，即重点研究医务人员对患者主动进行沟通与交流的情况。

---

① 张锦帆. 医患沟通学［M］. 北京：人民卫生出版社，2013.

二、医患沟通的目的与意义

从医方的视角，医患沟通的目的主要表现在两个方面：一是了解患者的基本情况，准确诊断病情与病因，作为实施治疗的基本前提。除了把握疾病信息，医务人员还应该了解患者的家族病史、个人习惯、性格脾性、人生阅历等，这对于准确地发现病因、探索疾病发展规律、制定适当的治疗方案很有必要。正是在这个意义上，希波克拉底说："了解什么样的人得了病，比了解一个人得了什么病更重要。"二是关爱患者，使他们感受到人情的温暖，坚定战胜病魔的信念，并在此基础上建构融洽的医患关系，预防与妥善解决医患纠纷。对于深受疾病折磨之苦的患者来说，不仅需要医务人员帮助他们打退疾病的进攻，更加需要得到关怀、理解、尊重与安慰，这既是帮助患者治愈疾病、恢复健康的重要方面，也是践行医学人道主义基本宗旨的重要体现。

医患沟通对于实现医疗目的、推动医学科学发展、促进医患关系和谐具有非常重要的意义。具体来说，主要表现为以下几个方面：

1. 有助于正确诊断疾病

收集尽可能多的与患者疾病相关的信息资料，在此基础上进行分析、研究，是医生做出正确诊断报告的基本前提。通过询问病史等方式，与患者沟通越多，获得信息越丰富和全面，诊断的正确率就会越高，误诊率就会越低。英国学者汉普顿等人的实验表明，一般医院82.5%的医生仅凭采集病史，就可以做出诊断，需要体检帮助诊断的只有8.75%，[①] 这充分证明了医患沟通对于诊断病情的重要性。当前，我国医院对疾病的误诊率一般在30%左右，究其原因，除了受到医学发展水平的限制，一个不可忽视的重要因素是一些医生过多地依赖于医疗器械的检查结果，却忽视了与患者之间的直接沟通与交流。

---

① 王方松. 论医患沟通的实现［J］. 江苏卫生事业管理，2006，1（17）：11－12.

2. 有助于有效治疗疾病

国内外大量的临床事实表明，在准确诊断的基础上，医患沟通对于能否较好地实现医疗效果具有非常重要的影响。只有医疗活动得到患者的一致配合才能取得相应疗效，否则就会严重影响治疗效果。原因有三：一是在治疗过程中，患者病情时刻处于变化之中，只有医务人员随时与患者及家属保持沟通，才能准确地掌握病情信息，及时对诊断结果进行修正，对治疗计划做出调整。二是告知患者及家属真实的病情、治疗方案以及存在风险等情况，征求他们的意见与建议，才能够得到他们最大的支持与配合，增强医患合作的实际效果，更好地实现治疗目标。三是通过医患沟通，医务人员对于患者施加积极影响，不断进行指导与鼓励，进行疏导与安慰，可以增强患者战胜疾病的信心与抗病的能力，减少并发症的发生，达到较好的治疗效果。

3. 有助于促进医学发展

医学是一门经验性和实践性很强的科学，医学的发展实际上就是医生对患者进行诊疗实践经验积累的过程。只有通过医患之间相互协调地观察和验证，通过相互交流才能一步步获得对生命现象的认知，实现对疾病发生、发展规律的把握，并获得治疗方法与技术。纵观医学几千年的发展历史，在抗拒疾病、与之顽强斗争的过程中，医生和患者一直恪守相互沟通、亲密协作、互相影响、互利互惠的思维和行为方式，一起寻找病因、探索治疗方法，共同促进医学科学从无到有、从简到繁、从落后到发达的发展过程，最终达到当代医学的辉煌。因此，医患沟通，无可置疑地是促进医学发展的一个重要动力源泉。现代社会，医生和患者背负着更加复杂的共同社会因素，医学的发展更加离不开他们的共同努力、携手前进。

4. 有助于维护患者人权，体现人性关怀

人的社会本质属性决定了患者对于人际沟通的渴求，以及享有获得充分尊重等各项权利。医患沟通是医学人文价值的重要体现，医务人员向患者提供包括诊断结论、治疗决策、病情预后以及治疗

费用等真实、充分的信息，使患者或家属在充分了解相关信息后自主做出选择，是对患者知情同意权这一基本人权的极大尊重。不仅如此，医务人员在医疗活动中，围绕患者的健康问题对患者做出思想、情感、愿望和要求等方面的表达，也是尊重与维护患者生命权、健康权以及人格权的体现，是对医学人文主义精神与以人为本价值观的具体阐释，是践行医疗工作宗旨的必然要求。所以，加强医患沟通已经成为现代医学发展的重要内容与基本要求。

5. 有助于建构和谐医患关系

当前我国医患关系紧张的一个重要原因就是医患沟通的缺乏。据中国医师协会调查，90% 以上的医疗纠纷是由于医患沟通不当或不够造成的。[①] 医患沟通意味着双方围绕着疾病诊断、治疗方案、康复预后、技术条件、医疗费用等方面进行交流，有助于达成一定的共同认知，形成比较扎实的理解与信任关系，从而奠定双方理性合作的基石。在此基础上，沟通有助于促进医患双方之间的包容与谅解，使双方能够比较容易接受对方的缺点和过错，甚至原谅对方对自己造成一定程度的伤害。而且，医患之间的密切沟通，还能够使双方产生情感，建立友谊，并满足医患双方各自获得尊重的需要。因此，医患沟通是破解我国当前医患关系困局、建构和谐医患关系的重要途径。

三、国外医患沟通的现状

当前，外国的医疗制度，包括欧美等发达国家，也存在这样那样的缺陷。但是，不少国家的医患矛盾却没有像我国一样发展成为一个比较明显的社会问题，一个主要原因就是这些国家建立起了比较完善的医患沟通机制。

---

① 袁伟伟，旋妮玲，陈志红. 我国医患沟通面临的困境及对策 [J]. 医学与社会，2013, 26 (6): 26 - 28.

（一）美国的医患沟通

早在 18 世纪后期，美国的医务人员就已经认识到患者享有知情同意的权利，非常注意对患者此项权利的保护。在医疗工作中，医务人员常常把诊疗过程中遇到的问题告诉患者，由他们对各种治疗措施与治疗方案做出选择，体现了对患者权利的尊重。在今天，美国法律规定患者知情同意的内容包括四个部分：知情（informed-consent）、信息（information）、理解（understanding）、同意（consent）。为此，要求医务人员在工作中做到以下几点：使用患者比较容易理解的常用词汇或短语，尽量避免使用医学专业术语；充分考虑医疗问题的具体性与特殊性以及患者对治疗效果的期待，采取相应的措施进行应对；询问患者对于病情、治疗方案等的理解情况，对其理解予以评判；鼓励患者提问，积极开展医患交流。此外，美国的医疗机构还成立了患者交流中心（patient-centered communication），有针对性地为患者提供服务，了解患者的病情、治疗方案、心理、情绪、预后等基本情况，并允许患者参加到治疗方案中，保障患者的知情权、参与权。

在美国医学教育中，医患沟通受到每一所医学院校的高度重视，成为所有医学生的必修课程。美国医学院协会把医患沟通能力列为 21 世纪医学生教育课程重点加强的九项内容之一，要求医学院校在培养未来医生时，不仅要让他们具备精湛、高超的医术，更要具有良好的沟通能力。为此，各学校普遍开设了"与患者沟通""医患沟通的艺术"等相关课程，着重培养医学生以下几个方面的医患沟通能力：认识如何建立良好的医患关系，了解患者的行为偏好如何影响医疗诊断，以及有效的沟通策略、评估医患关系处理方式对医疗结果产生的影响，并了解医患关系有关法律方面的事宜。还有的学校重点从患者心理、语言、行为等多个角度分析如何处理临床医患关系，以此培养学生的医患交流技巧。对患者进行与治疗相关内容的解释与交流，医患之间的有效沟通，在美国已经不再是医务人员职业素养高的表现，而是他们完成本职工作必须担负的一项基本义务。

（二）英国的医患沟通

在英国，良好的沟通能力是作为一名医生不可缺少的条件。根据患者自身情况的不同，医生会有针对性地对病情、年龄、体重等状况差异给出详细的用药说明，并不断询问患者是否有过敏史，叮嘱遵守用药注意事项等。如果患者病情严重或者是患有糖尿病、心脏病、风湿等跟生活方式有关的病症，医生还会给病人和家属列出一些关键词，如在病历上写下"心脏病研究学会或糖尿病研究中心"等字样，以方便患者和家属到网上查询相关信息，对病情和治疗进行更详细的的了解。医院里随处可见各种各样的"患者须知"和"健康指南"，以促进患者对基本医疗知识、医院基本情况以及自身权益的了解。

英国医患沟通的特色尤其表现在：其一，各病区设有专门的医患沟通办公室，为医务人员与患者之间的单独沟通提供方便。其二，医院设有专门的工作人员，被称为社会工作者（social worker）。他们具备丰富的专业医疗工作经验和较高水平的沟通技巧，平日里与医务人员一起查房，如果发现患者对于医疗过程存在疑惑，立即进行沟通，或者通知患者家属做出相应的解释。其三，患者如果对医务人员或者医疗机构工作不满意，可以直接向提供服务的医疗机构投诉，院方通知相关责任人直接向患者做出答复，或者由院方进行调解以及深入调查，最后做出妥善处理。如果对于医疗机构的处理结果还不满意，可以向医疗巡视官或法院寻求帮助。

（三）日本的医患沟通现状

关于美国与日本医患沟通情况的比较研究表明，日本医务人员比美国医务人员在行动上更加自觉地注意和患者进行沟通，患者更愿意跟医务人员自由交谈。医患沟通效果如何，已经影响到患者对医疗机构与医务人员的选择。

日本医生除了要给患者治病，还要让患者获得一种舒服的心理体验,这是医生职业素养的基本体现。医生与患者进行交流、沟通的内容范围十分广泛,涉及患者病情、患者权利、医院提供的服务种类等方面,而不是仅仅局限在疾病本身,有效地增强了医患双方对于患者病情及其他有关信息的了解。当患者对于医院不满意、发生医患纠纷时,医患双方通过对话解决问题是最基本的医疗纠纷解决方式。所有医院都设有医疗纠纷调解员,这些调解员都经过专门的培训,具有较高的职业素养。一旦出现医患纠纷,调解员及时参与进来,其任务不仅仅限于简单地调解纠纷,还包括解决当事人的社会态度、对相关问题的认知等问题,帮助医院优化服务流程,尽最大努力为患者提供优质服务,更好地为患者排忧解难。

其他一些国家,如德国、法国、俄罗斯等国,也无一例外地把医患沟通作为医务工作者必须具备的基本素质与能力,对医务人员提出了一系列具体的要求。毫无疑问,强化医患沟通的作用已经成为当代医学与医疗卫生事业发展的大势所趋。

四、我国医患沟通的现状

最近几年,随着社会的发展与进步,以及出于对医患关系紧张状况的反思,在我国医患沟通开始被视为医务人员必须具备的一项基本能力受到高度重视。在医疗工作实践中,医务人员的医患沟通意识与沟通水平也取得了较大进步。

(一)医患沟通的进步

1. 医患沟通越来越受到高度重视

不久前进行的一项调查结果显示,认为医患沟通重要和非常重要的患者占到调查总人数 99.5%。[①] 另一项关于医患关系紧张的原因的调查表明,48% 的医生认为医患关系紧张的原因在于沟通太

---

① 姜源. 患方视角下关于医患沟通的伦理学思考 [J]. 中国医学伦理学, 2013, 26 (5): 574-576.

少，50%的患者认为医患之间缺少沟通。① 医患沟通不仅是获得正确诊断结果、实现最佳治疗目标的基本前提，也是医学人文精神的具体体现，是建构良好医患关系的重要途径，越来越成为人们的共识。尤其在医学界，医患沟通作为一种基本素质与能力，不仅受到人们的广泛关注，而且逐渐演化为许多医疗机构和医务人员的自觉行为，推动医疗卫生服务质量与水平较大幅度提升。

2. 医患沟通越来越在医疗实践中得到体现

早在2000年，重庆医科大学附属儿童医院就建立起医患沟通制度，即根据患者的心理需求规定医务人员与患者进行沟通的主要内容，将其纳入医院质量管理范畴，把对患者的人文关怀体现在患者进院到出院的医疗服务的全过程。2002年12月，卫生部在全国医患沟通现场经验交流会上介绍了该院推行医患沟通制的经验和做法，决定在全国推行"医患沟通制"。2005年，卫生部颁布的《医院管理评价指南（试行）》明确要求三级医院"建立并落实医患沟通制度"，在沟通的时间、内容、方式等多个方面做出了详细规定。从此，医患沟通开始成为我国医疗机构管理制度的一项重要内容。

3. 医患沟通已经成为医学教育的重要内容

2003年，中国医师协会联合美国国家人力资源组织建立"中国医师人文医学执业技能标准培训体系"，并从2006年开始在全国范围内举办人文医学执业技能培训，培训内容主要集中在医德、职业精神和医患沟通技能三个方面，取得了较大的成绩，医务人员的沟通意识与能力明显增强。同时，从我国医学院校课程的设置情况看，涵盖培养医学生的医患沟通能力等内容的《医学伦理学》已经成为各校普遍开设的必修课，各学校还开设"医患沟通学""人际沟通交流技巧""医生的基本素质与要求"等课程作为选修课，对医学生开展培养医患沟通能力等方面的人文素养教育，有力地促进

① 张锦帆. 医患沟通学 [M]. 北京：人民卫生出版社，2013.

了他们的全面发展。

在肯定取得成绩的同时，也应该清醒地看到，我国的医患沟通还存在许多比较严重的问题。改变医患沟通落后现状，加强医患沟通，建构完善的沟通制度，仍然是我国医学界面临的重要任务。

（二）当前医患沟通存在的问题

我国医患沟通的现状不能满足医疗卫生事业发展的需要，也对形成融洽的医患关系产生不良影响。当前医患沟通存在的问题主要表现在：

1. 医疗理念陈旧，沟通意识淡薄

部分医疗机构和为数众多的医务人员不同程度地存在思想观念落后的情况，仍然把为患者治病当作工作的最大目的、唯一目的。相当数量的医务人员没有充分认识到保障患者知情同意权的重要意义，不愿主动与患者沟通，对于患者的询问也常常很不耐烦，敷衍塞责，应付了事，或者干脆逃避、推诿："这不属于我管，你问别人去吧。"更谈不上去探讨沟通的艺术与方法，通过敏锐观察和尊重患者的心理感受，运用不同的语言和非语言的沟通方法使患者获得精神上、心理上的慰藉。

2. 沟通水平较低，患者严重不满

我国医患沟通处于较低的水平，主要表现在：在沟通时间上，医患交流时间过于短暂，门诊医生询问患者病情以及解答时间一般不会超过 5 分钟，难以全面了解患者的相关情况，常常令患者感到时间不够用、沟通不充分；在沟通方式上，有些医务人员比较机械、呆板，不注意沟通的技巧与策略，影响沟通效果，并容易激发患者的不满情绪；在沟通内容上，往往过于简单，主要限于对基本病情的了解与反馈，很少与患者倾心长谈，进行心理疏导、精神安慰；在沟通方法上，注重语言交流，忽视甜美的微笑、和蔼的语气以及与患者的肢体性交流，更极少做到跟患者共情。低水平医患沟通必然不利于良好沟通效果的实现，对疾病治疗与医患关系和谐产生消极影响。

3. 医患沟通不力，效果难以实现

首先，制度不完善对医患沟通的效果产生严重影响。例如，由于缺乏具体的制度性规定，在医疗实践中，许多医生把病情交待和患者签字看作履行患者知情同意原则、跟患者进行沟通的全部内容，履行完这一程序就完事大吉。其实，这只是重视了患者的"同意"，而并未认真地对待患者的"知情"，实际上只是以此作为工作规范要求的程序和规避风险的一种手段，导致知情同意制度在实际的执行过程中被简化、弱化，无法真正达到沟通效果。此外，我国医患关系紧张、信任解体是不争的事实，不仅严重影响了医疗工作的正常进行，而且导致医患之间沟通不力。因为双方信任感大大下降、戒备心却明显增强，患者对于医务人员的信息告知不可避免地会产生怀疑，对于微笑与热心服务也会产生本能的抵触与抗拒，甚至觉得对方别有用心。尤其是当治疗结果或者医疗费用超出患者预期时，医患信任危机加剧，双方常常不自觉地处于紧张对立状态，致使医患沟通陷入恶性循环，难以取得良好的效果。

4. 沟通存在偏差，医患难以共情

医患双方由于思想观念、知识结构、个人利益以及信息占有不对称等原因，各自进行沟通的视角存在差异，所需要的信息也各不相同。对于医生来说，一般认为如果将全部的、具体的诊疗信息告知患者，患者并不能够真正理解，因此只需将病情的有关情况简单告知即可。而且，他们通常只是把治病放在第一位，对于患者的心理感受很难达到与患者完全共情的程度。相比之下，患者所关注的是整体的就医体验，在身患病痛的情况下，认为对医疗信息了解越详尽越好，渴望得到医务人员对其病痛本身以及病痛所引起的心理感受的关注。由此导致医患双方交流存在偏差与不和谐的情况，在患者心里埋下不舒服的种子，甚至导致医患纠纷的发生。

5. 重视语言交流，忽略行为沟通

对于大多数医务人员而言，他们基本上能够做到耐心告知患者相关的疾病信息、回答他们提出的问题，以及对患者进行话语的安

慰，但是常常忽视与患者之间的肢体交流与行为沟通。"望闻问切"是最基本的疾病诊断方法，也是医患沟通的重要方式，但是越来越多的医务人员过多地依赖医疗器械，这种最古老的诊断方法常常被弃之不用，大大减少了医患沟通的机会。裘法祖先生曾经讲过一件事情：一位腹部疼痛的患者先后到四五家大医院接受过治疗，医生们只是借助医疗器械进行检查，却始终没有人抚摸她的肚子探寻是否有异物存在，令患者产生了明显的疏离感与不亲近感。显而易见，许多医务人员意识不到一个亲切的微笑、一个鼓励的眼神、一次温柔的抚摸对于患者的重要意义，导致了医患之间肢体交流与行为沟通的缺失，医患沟通效果必然大打折扣。

（三）我国医患沟通存在问题的原因

1. 医疗卫生体制存在弊端

目前，对于经济利益的追逐蒙蔽了不少医务人员的双眼，使他们忽略了与患者进行信息交流，怠于对患者的尊重与人文关怀。体制的不合理还影响了医患关系和谐，导致医患信任关系解体，从而严重阻碍了医患沟通的效果。尤其需要关注的是，由于医疗资源紧缺，导致医务人员工作负担过重、压力过大，根本没有充裕的时间和精力进行医患沟通。一项针对医务人员的调查显示，42.1%的人有一定程度的情感衰竭，22.7%的人有一定程度的情感解体，48.6%的人出现个人成就感降低。[①] 严重的职业疲惫感与心理倦怠感，必然导致医务人员不愿意换位思考与患者进行沟通，即便沟通也往往表现出简单、粗暴的特征，从而进一步激化与患者之间的矛盾。

2. 医疗机构与医务人员对医患沟通的重要性认识不充分

时至今日，部分医疗机构与医务人员仍然将医患关系视为"主

---

① 汤建华，谢青松. 人文沟通技能在医疗纠纷处理中的应用 [J]. 医学与哲学，2013，34（2A）. 34-36.

动-被动型"的关系，习惯于在医患信息不对称的方式下开展医疗服务工作，没有充分认识医患沟通对于达到最佳治疗效果、保障患者权利的重要意义。特别是在一些医务人员看来，患者治病就是来"求"医的，理所当然应当被动地听从指令，从而忽视了对患者的心理和感情需求的关注，不重视倾听他们的询问和诉说。于是，无暇沟通、粗暴沟通、拒绝沟通、不屑沟通等现象在许多医疗机构与医务人员身上不同程度地存在和发生，不可避免地给医疗工作与医患关系造成不良后果，产生消极影响。

3. 医务人员人文素养较差，缺乏沟通能力与技巧

医患沟通是医务人员医学人文素养的重要体现，但是由于近代社会以来生物医学模式的影响，以及市场经济因素的干扰，在我国医学人文精神的失落是不争的事实。换言之，我国医务人员医学人文素养比较低下是一个客观存在的现实，不可避免地对医患沟通意识与沟通能力的形成产生消极影响。除此之外，我国传统的医学教育存在弊端，很少正式教授学生与患者进行有效沟通的技能与技巧。尽管近年来各学校逐渐开始加强对医学生的医学人文教育，甚至专门开设"医患沟通学"课程，但是由于课时数较少、学生普遍重视不够、教学形式与方法单一等原因，教学效果很不理想，影响了对学生医患沟通能力的培养。他们毕业走上医疗工作岗位后，由于缺乏医患沟通技能的培训，难以适应复杂的医患关系和患者日益增加的服务要求。尤其是一旦遇到难缠的医患纠纷或发生医患冲突，他们在沟通方面就更加显得力不从心、手足无措。

4. 医患沟通制度不健全，缺乏法律支持与保障

目前，尽管政府部门一再强调在医疗工作中加强医患沟通的重要性，并对医疗机构和医务人员提出一些具体性要求。但是总的说来，这些要求一直主要作为一种呼吁、作为一种倡导的形式存在。大多数情况下既缺乏制度层面的强制性规定，同时又没有切实可行的技术性措施，使很多医院的医患沟通缺乏规范性、统一性，得不到很好的贯彻，一直处于较低的水平，甚至是流于形式，仅仅停留

在领导讲话要求与单位文件的规定之中。

依据我国现行法律的规定，医患沟通作为一种制度，主要体现为患者享有知情同意权、医务人员负有告知病情及相关信息的义务。但是，这种知情同意制度仅仅涉及特殊检查治疗或具有损害性的治疗环节，并未涵盖医疗过程的所有环节。此外，尽管目前多部法律法规对患者知情同意制度做出规定，但是规定的内容不够具体，缺乏对医务人员全面、明确的要求，甚至各法律法规之间之间存在不一致现象，使医患沟通在执行中无章可循，给临床上的具体操作带来困惑和困难。

五、改进我国医患沟通的路径

1. 深化医疗卫生体制改革，为医患沟通创造良好的环境

医疗卫生体制存在弊端，是当前我国医疗行业各种主要问题产生的根源，也是影响医患沟通的重要因素。必须通过深化医疗卫生体制改革，逐步消除医患之间存在的经济利益冲突，恢复医疗卫生事业的公益性质，使"以患者为中心"真正成为医疗机构的基本工作理念，重塑医学人文精神，为医患沟通创造良好环境和有利条件。通过深化医疗卫生体制改革，加大政府投入并实现医疗卫生资源优化配置，还可以解决当前患者高度集中于大城市、大医院造成的资源紧缺问题，使那里的医务人员从超负荷的工作状态解脱出来，有充裕的时间与精力进行医患沟通。同时，也可以大大减轻医务人员身体上、心理上、经济上的沉重负担，使他们以良好的精神面貌投入到医疗工作中去，通过采取医患沟通等方式，尊重与保护患者权益，为患者提供高质量、高水平的服务。

2. 加强医学人文教育，大力提升医务人员的沟通意识与沟通技能

目前，我国的医学教育尚不能满足培养德才兼备、全面发展的高素质医学人才的需要，加强与完善医学人文教育是一项重要而迫

切的任务。对于医学院校的在校生教育而言，要进一步建立健全医学人文教育体系，提高对医学生人文素质的要求，不断完善课程体系，开设"医学伦理学""医学心理学""医患沟通学"等课程作为必修课、重点学科，并相应地增加课时量与提高课程学分，严格对学生进行考核，在师资配备、教学设施保障方面提供有力支持。对于广大在职医务人员来说，应该充分开展毕业后教育和继续医学教育，并且利用执业准入、职称晋升等相关平台，多层次地推进医学人文教育，不断扩大覆盖面，实现全体医务人员对医学人文精神的认知，使临床伦理成为医务人员的自主意识和自觉行为。在日常工作中，医院还可以通过理论讲座、案例分析与讨论、伦理查房等行之有效的方式、方法，培养医务人员的人文精神与医患沟通能力，不断提升他们的服务水平。

3. 建立健全法律制度，为医患沟通提供保障

国家有关部门应该在对现行医疗法律法规进行梳理的基础上，建立健全卫生法律制度，对医患沟通提供强有力的法律支持与制度保障。目前，《执业医师法》《医疗事故处理条例》《医师定期考核办法》等法律法规都规定了患者的知情同意权，对医患沟通做出相应的规定，但是尚未形成完善的法律制度体系。为此，必须大力加强卫生立法工作。在立法形式上，应该将一些层级较低的规范性文件（如《医疗事故处理条例》）升格为法律，提升它们的效力；在立法内容上，应该着力完善有关医患沟通的内容，主要包括：各医疗机构建立专门的医患沟通部门，负责医患沟通事宜；坚持指导性与强制性相结合原则，明确医患沟通的具体内容，使医患沟通"有据可依"；明确医患沟通的时限，规定具体的沟通时间；制定医患沟通奖惩措施，对于因沟通不力造成严重不良后果的相应地追究责任人的责任，等等。

4. 加强与改进医院管理，促进医患沟通的实现

医院不仅是医患关系中居于主导地位的一方，而且是医患沟通的主要参与者、平台提供者和利益相关者，在医患沟通中发挥着极

其重要的作用。一家医院的办院理念、管理水平、服务质量，都直接影响着医患沟通的实施。医院应当牢固树立"以患者为中心"的办院理念，加强医院管理，提高医疗服务水平，促进医患沟通的进行。在医院管理方面，应该建立医患联系制度，拓宽医患沟通渠道，增加交流机会；建立健全医务人员培训制度，不断提升他们的人文素养与沟通能力；建立医患沟通监督与考核机制，定期对医务人员的医患沟通状况进行考核；建立健全医患沟通激励机制，对相关人员进行奖惩，将医患沟通情况与医务人员晋级、晋职挂钩。医院还应该大力加强医院精神文明建设，强化"以患者为中心"的服务意识，使医务人员时时处处感受到医患沟通的重要性；同时营造良好就医环境，消除医患交流存在的障碍，为更好地实施医患沟通奠定基础。

第九章
建立健全卫生法律制度

　　我国已经初步建立起一套具有中国特色的社会主义卫生法律制度体系，极大地推动了医疗卫生事业的发展，促进了医患关系和谐。但是，现行卫生法律制度仍然存在一些不足之处，在很大程度上还不能充分满足医疗卫生事业发展的需要，建立健全卫生法律制度是我国社会面临的一项重要而迫切的任务。

一、法律在调整医患关系中的重要作用

　　法律对医患关系的调整，指国家公权力根据一定的价值判断，通过立法的形式对医疗行为与现象进行规范，由此对医患关系施加影响，以实现建立理想医疗秩序、保障当事人正当权益、促进医学发展等价值目标。

　　具体地说，法律在调整医患关系中的重要作用主要包括以下几个方面：

1. 规范医疗市场，优化医疗环境

　　医疗服务工作以"治病救人"作为基本宗旨，承担着为广大人民群众提供医疗保障的重要任务，是一个神圣而崇高的职业。但是，当前我国医疗服务市场存在乱象也是一个不争的事实。医疗机

构乱收费现象严重，医药与医疗器械假冒伪劣现象猖獗，医务人员吃回扣、收红包问题突出，"大处方""大检查"等过度医疗现象屡禁不止等，严重阻碍了医疗卫生事业的健康发展，对医患关系造成不良影响。相关法律、法规要求对这些违法、违规进行严厉打击。例如，《执业医师法》规定，利用职务之便，索取、非法收受患者财物或者牟取其他不正当利益的，给予警告或者责令暂停6个月以上1年以下的执业活动；情节严重的，吊销其执业证书；构成犯罪的，依法追究刑事责任。《广告法》《医疗广告管理办法》等法律法规规定，对于医疗广告误导患者、夸大治疗效果等行为进行惩罚，努力保障患者权益不受侵犯。一系列医疗卫生法律法规的制定和实施，可以净化医疗服务市场，优化医疗环境，促进医疗卫生事业的发展与建构和谐的医患关系。

2. 维护医疗秩序，保障医疗服务

在医疗过程中，无论是医务人员还是患者都有义务遵守医院的规章制度与工作秩序，保证医疗工作正常进行。但是，各家医院都程度不同地存在医院秩序遭到破坏的情况。医务人员违反操作规程，不遵守医疗规章，患者不排队、乱加塞、违反探视制度等，都对医院工作产生不良影响，不利于医疗卫生服务工作的发展。特别是近年来医患纠纷大量发生，一些患者无理取闹，在医院打、砸、抢，破坏医疗设施，摆放花圈、设立灵堂，甚至伤害医务人员，严重干扰了医院工作秩序，损害了医院形象，极大地挫伤了医务人员的工作积极性。对此，国务院颁布的《医疗事故处理条例》规定：以医疗事故为由，寻衅滋事、抢夺病历资料，扰乱医疗机构正常医疗秩序和医疗事故技术鉴定工作，依照刑法关于扰乱社会秩序罪的规定，依法追究刑事责任；尚不够刑事处罚的，依法给予治安管理处罚。其他法律法规对于扰乱医疗秩序的行为也做出了相应的规定。政府有关部门必须依法履行职责、加大执法力度，坚决打击各种破坏医疗秩序、损害谐医患关系的违法行为，切实保障正常的医疗秩序，为医疗服务工作保驾护航。

3. 促进医学发展，激励科技创新

医学是一门实践性很强的科学，是在医务人员为患者提供诊疗服务的过程中，经过千百次的摸索、尝试，最终才获得进步与发展的。同时，医学又是一门存在较高风险性和较大不确定性的科学。它的每一个进步，常常是以无数次诊疗活动的失败、伴随着患者做出牺牲为前提，甚至是用许多人的鲜血、健康和生命的代价换来的。尽管医务人员尽了最大努力，主观上并无过错，但是由于医学发展的局限性等原因，最终会出现一些不好的结果。易言之，这是一种"可容许的风险"。对此，除了建立健全医学科研激励机制，充分调动医务人员投身于医学科研的积极性，还应该通过法律形式，明确规定如果非因他们自身过错导致的不利后果，应当排除其承担责任，由此鼓励和支持医务人员开拓进取，勇于创新。例如，《疗事故处理条例》规定了医方免责的六种情形：①在紧急情况下为抢救患者生命而采取紧急医学措施造成不良后果的；②在医疗活动中由于患者病情异常或者患者体质特殊而发生医疗意外的；③在现有医学科学技术条件下，发生无法预料或者不能防范的不良后果；④无过错输血造成不良后果的；⑤因患方原因延误诊疗导致不良后果的；⑥因不可抗力造成不良后果的。

4. 保护医患权利，推进以人为本

对于权利尤其是对患者权利保障不力，是导致医患关系紧张的最主要、最根本的原因。医患双方的实现与保护，是促进医疗卫生事业发展的重要前提，也是建构和谐医患关系的关键。一般来说，保障权利主要通过道德与法律两种手段与方式实现，而由于法律具有较大的权威和较高的效力，在现代社会的人权保障方面扮演着最重要的角色，成为保障医患权利最强有力的手段。在医患关系中，患者处于弱者地位，保障患者权利成为卫生法的首要任务，例如《执业医师法》规定，医师应当尽职尽责为患者服务、保护患者的隐私、对患者进行健康教育、对急危患者及时进行诊治、如实向患

者或者其家属介绍病情，以及不得利用职务之便，索取、非法收受患者财物或者牟取其他不正当利益。同时，医务人员的权利也理应得到充分的尊重与保障，《执业医师法》规定了医师享有的权利：实施诊疗权、获得医疗设备权、从事医学研究权、接受教育培训权、人格尊严与人身安全权、获得报酬权、参与民主管理权等。在医患关系持续紧张、患者权利受到高度关注的背景下，绝不应忽视对医务人员权利的尊重与保护。

5. 惩治不法行为，彰显公平正义

改革开放以来，我国进入社会转型期，整个社会存在严重的理想信念缺失、价值观紊乱、

行为失范现象，个人主义、拜金主义盛行，不少人为了个人或小集体的利益而不顾及国家、社会与他人的利益，为了实现个人经济利益不择手段甚至以身试法。这种现象在医疗卫生服务领域的突出表现就是，医药与医疗器械价格高得离谱、假冒伪劣药品与医疗器械大行其道，医疗机构乱收费、乱涨价现象普遍存在，医务人员索贿、受贿成为常态，以及患者在个人权益遭受侵害后毫无顾忌地对医疗机构与医务人员进行报复，乃至导致一系列伤医、弑医等极端恶性案件的发生。违法犯罪现象的严重存在，不仅对医疗卫生服务工作造成极其不利的影响，损害了医疗卫生事业的发展，而且也是对我国法律制度尊严的公然践踏，是对社会公平正义的破坏与挑衅。建立健全医疗卫生法律制度，同时加大执法力度，对违法违规的单位和个人绳之以法，使他们得到应有的惩罚，才能够保障患者和医务人员的合法权益，维护公平与正义，还社会一个公道，实现社会的和谐、稳定与发展。

二、我国卫生法律制度的现状与问题

（一）我国卫生法律制度的现状

经过几十年来坚持不懈的努力，我国的医疗卫生立法日趋完善，

逐渐形成了一套相对完善的社会主义卫生法律制度体系。

总的来看，现行卫生法律制度体系主要包括两个方面的内容：一是宪法、民法中涉及医疗卫生服务工作与医患关系的相关规定，具体法律文件有《宪法》《民法通则》《消费者权益保护法》《侵权责任法》《最高人民法院关于审理人身损害赔偿案的司法解释》等；二是专门的医疗卫生法律、法规，具体法律文件有《执业医师法》《传染病防治法》《药品管理法》《母婴保健法》《献血法》《医疗事故处理条例》《医疗机构管理条例》《医疗机构管理条例实施细则》《护士管理条例》《医师外出会诊管理暂行规定》《医师、中医师个体开业暂行管理办法》《卫生行政执法处罚文书规范》等。① 这些法律法规在建构医疗卫生机制、监管医疗服务市场、规范医疗服务行为、保障医疗工作秩序、维护医患双方权利等方面做出比较详尽的规定，建立起大量的医疗行为规范，对于医疗卫生事业的健康发展起到了非常积极的促进与保障作用。

（二）我国卫生法律制度存在的问题

1. 在宏观上，法律制度需进一步完善

与医疗相关的法律制度彼此存在内容上的重叠与冲突现象，大大降低了法律的权威，也造成立法资源的不必要浪费。例如，对于患者的知情权，《执业医师法》与《侵权责任法》都要求"医务人员在诊疗活动中应当向患者说明病情和医疗措施"，内容重叠现象明显。对于患者实施手术、特殊检查、特殊治疗，《医疗机构管理条例》规定"必须征得患者同意，并应当取得其家属或者关系人同意并签字"，《侵权责任法》则要求"医务人员应当及时向患者说明医疗风险、替代医疗方案等情况，并取得其书面同意"，两种表达存在差异，不利于法律的实施。

在现行卫生法律制度中，一些对于医疗卫生事业发展具有决定

---

① 注：为了叙述简便起见，本书中的法律性文件省略了"中华人民共和国"字样。

性意义的重要法律关系，都是通过行政法规与规章的形式进行调整，而且占了较大比例。例如，处理医疗纠纷问题的主要法律依据《医疗事故处理条例》，与规范医疗机构行为的主要法律依据《医疗机构管理条例》，都属于行政法规，作为规范护理人员行为的主要法律文件《护士管理条例》、规范医生外出会诊行为的法律文件《医师外出会诊管理暂行规定》都属于部门规章范畴。在我国法律体系中，行政法规与规章排在宪法、法律之后，法律位阶较低，权威与效力不强，在实践中不能满足调整医患关系的需要，不利于实现"依法治院""依法治医"的目标。

此外，部分法律制度规定比较笼统，操作性不强，从而影响了法律效力。一些法律规定属于倡导性的，甚至只是表现为一种空洞的口号。例如，《执业医师法》规定"医师不得利用职务之便，索取、非法收受患者财物或者牟取其他不正当利益"，但是怎样对医生进行监督，对医务人员的索贿、受贿行为应当如何处罚，并无详细、具体的规定。再比如，关于医疗事故的概念，相关法律界定不够清晰，容易导致医疗系统和法院之间存在严重的理解歧义。

2. 在微观上，法律制度内容存在漏洞

（1）缺乏专门的患者权利保障制度。

患者权利的实现与保护是医患关系的核心问题，保障患者权利的法律制度在构建和谐医患关系中具有不可替代的重要作用。但是，医疗实践中的患者权利常常以道德权利形式存在，即主要依靠医务人员的职业道德素养加以保障，缺乏法律的强有力支持。部分关于患者权利保护的规定不够系统、严谨，尽管可以从法律制度设计中找到依据，却分散在有关的法律条文之中，而且大多通过规定医方义务的形式来确认，例如《执业医师法》对于医师执业义务的规定：关心、爱护、尊重患者，保护患者的隐私。此外，获得优质服务权、避免过度医疗权、参与治疗权、在医院期间的人身与财产安全权，以及对医院的监督、建议、批评权等，作为患者权利的重要内容，目前法律尚未做出明确的规定。

（2）医疗服务监管制度问题突出。

根据现行法律规定，各级卫生行政部门是医疗机构的监管机关，负责对医疗质量要素进行控制，制定医疗机构应该遵循的规则标准，处理医疗纠纷。尤其是患者作为医疗服务的接受者、最大利益相关者，却没有从法律上确认其对医疗服务的监督权，无疑是医疗服务监管制度的重大缺失。从医院内部的管理情况看，法律没有明确要求设立专门的医疗监督部门并规定具体的监管职责，致使医患纠纷不能得到及时、有效的处理，也不利于医疗服务水平与服务质量的提高。从政府管理的层面看，目前我国医药卫生体系和公立医院的管辖权分散在发改委、财政、工商等多个政府职能部门，形成了多个行政管理主体"共同监管"一个医院和"多口对下"的现象，容易导致"谁都有权管，却谁也管不好"的局面，使监管效果大打折扣。

（3）医疗过错惩戒制度严重缺失。

医疗卫生服务工作关系着患者生命健康等重大切身利益，医务人员肩负"健康所系、性命相托"的神圣职责，任何医疗过错都会给患者带来无可挽回的严重损失。医疗过错惩戒制度具有重要的纠偏与矫正作用，既是对患者权利遭受侵害的救济，也促使医务人员转变医疗服务态度、提升服务水平，避免类似问题再次发生。但是，我国的医疗过错惩戒制度存在较大漏洞。各医院"大处方""大检查"现象普遍存在；乱收费问题比较突出；一些医务人员对待患者态度恶劣，对待工作敷衍塞责，甚至玩忽职守，导致不良后果，相关当事人却往往因为缺乏明确的法律制裁性规定而得不到应有的惩罚。尽管也有部分法律规定对某些医疗过错行为进行制裁，但是处罚过于轻微。例如，《刑法》规定："医务人员由于严重不负责任，造成就诊人死亡或严重侵害就诊人身体健康的，处3年以下有期徒刑或拘役。"显然，对于某些医务人员极端不负责任、造成非常严重的后果、情节极其恶劣的情况，这样的处罚过轻，根本不足以对违法者起到威慑作用。故而，医疗过程惩罚机制的缺失，是导致当前医患关系危机的重要因素。

（4）医患纠纷解决机制不够完善。

当前我国医患纠纷的解决主要通过三种路径：当事人之间协商解决、卫生行政部门调解解决、通过民事诉讼途径解决。因为彼此间存在利益冲突，患方与医方在发生纠纷时一般很难通过协商的方式达成一致。而且，即使双方签订了解决纠纷的协议，由于协议效力不高、约束力不强，常常出现当事人反悔的现象，结果使矛盾不但没有得到解决，反而可能进一步激化。卫生行政部门与医疗机构存在上下级关系，在处理医患纠纷时能否真正做到立场中立令人质疑，患者往往对调解结果难以认同。近年来，卫生行政部门在处理医患矛盾中所起的作用存在日益减小的趋势，也说明了这种解决方式存在明显的弊端。民事诉讼形式在处理医患纠纷中，相对来说更容易体现公平、合理，但是费时费力，成本高昂，令许多当事人望而却步。总之，纠纷解决机制的缺陷，导致医患纷争的解决缺乏流畅的渠道与合适的平台，当事人特别是患者常常不能理性、冷静地处理问题，为了维护个人权益到医院纠缠、闹事，雇佣职业"医闹"发泄怨气、寻求赔偿，甚至发生杀害医务人员的惨剧。

（5）医务人员培训制度不够健全。

医务人员的专业技术水平与综合素质状况，是提高医疗服务水平与服务质量、实现医疗卫生事业健康发展、建构和谐医患关系的根本性因素。医务人员培训的制度化、规范化、经常化是促进医务人员不断成长的重要保障。对此，《执业医师法》规定了医务人员享有"参加专业培训，接受继续医学教育"的权利，但是如何保障他们较好地实现这一权利、医务人员接受培训的内容应该有哪些、如何对培训结果进行考核等问题，法律并未做出明确具体的规定与要求。在实践中，由于工作繁重等原因，不少医院对医务人员的培训难以落到实处，不同程度地存在搞形式、走过场的现象。还有的医院在培训内容安排上得不够合理，特别是重专业、轻人文；有的医院培训质量不高，难以达到培训的目标，等等。医务人员培训制度存在的问题，制约了医务人员综合素质的提升，不利于医院人才队伍建设，必然会对医院发展产生长远的消极影响。

三、建立健全我国卫生法律制度的建议

必须密切联系我国国情，特别是从我国医疗卫生事业发展的需要出发，并吸收、借鉴国外医学发展的经验，建立起一套完备的卫生法律制度体系。

在整体上，要进行科学的顶层设计，整合立法资源，建立起以宪法为统帅，以民事法律为保障，以专门的医事卫生法为主要内容的系统、完善的卫生法制体系。在这个体系内部，各种不同位阶、不同种类的法律形式密切联系、相互配合：既有基本法，又有单行法；既有效力较高的法律，又有行政法规与部门规章；既有原则性规定，又有具体实施的办法，共同组成一个有机的整体。必须对现有法律法规进行全面、彻底的清理，在此基础上根据实际需要制定新的法律法规，切实做到既堵塞所有的法律漏洞，又避免立法重叠、内容冲突现象的存在。在立法形式上，对于比较重要的法律关系，在条件成熟的情况下由最高国家权力机关制定法律性文件进行调整，对于现有的《医疗机构管理条例》《医疗事故处理条例》等行政法规，可以经过全国人民代表大会修改、完善后升格为法律形式，以保证法律制度的效力和权威。在法律内容设计上，注意立法的科学性，改变部分法律规定原则性太强、内容过于笼统、抽象，甚至只是作为一种倡导性口号、缺乏可操作性的弊端，实现立法的规范化、具体化，切实保障法律的有效实施。

对于现行法律制度具体内容存在的弊端，应该着力从以下几个方面做出修改：

1. 制定专门的"患者权利法"

构建科学、完善的患者权利保护体系，对于调整医患关系、尊重和保障患者人权、促进医学进步都具有非常重要的意义。而且，经过多年的探索与努力，立法时机已经成熟，应该制定一部专门的"患者权利法"。

首先，明确患者权利的内容。患者权利，就是患者在接受诊疗过程中应当享有的各种权利总称。在内容上主要分为两个部分：一

是患者作为自然人享有的权利。在社会生活中，每个人首先是作为自然人存在，在人格上与其他人享有完全平等的权利，理应受到全社会的尊重。患者作为一个人，当然也享有一般的人格权，这是"尊重人的人格尊严"这一宪法性规定在医疗服务领域的具体体现。在医疗实践中，患者的人格权主要包括不受歧视的权利，一般情况下的人身自由权、个人隐私权、个人肖像权等。医务人员在诊疗活动中应当尽最大努力保证患者有尊严地活着，享有一个自然人应当享有的各种权利。唯此，才能摒弃"只见病不见人"的治疗陋习，在充分尊重患者权益的理念下提供医疗服务，避免或减少侵害患者人格权利的事件发生。二是患者作为"病人"的权利。一个人基于患者身份，除了享有一般性权利，还应该享有与具体医疗行为有关的权利，例如获得救治权、获得优质服务权、对病情与治疗方案的知情同意权、避免过度医疗权、就医时的财产安全权、受到医疗行为损害时的索赔权，等等。立法时尤其需要将保障患者各项权利的具体要求细化为规章制度，使之具有较强的可操作性。

其次，规定患者权利实现的方式。"患者权利法"应该规定具体的权利实现方式，保障患者权利得以实现。例如，要求医院依法制作"患者权利"宣传牌悬挂在门诊大厅、各科室，并印制在就诊病历扉页或患者接待手册上。一方面，可以敦促医疗工作人员在诊疗活动的各个环节上时时处处尊重患者的权利，自觉与患者进行良好的沟通，充分告知患者医疗信息，耐心用浅显易懂的语言解释医疗方案、征求患者意见；另一方面，有利于提高患者自身的权利意识，形成正确的维权观念，避免在纠纷发生时不理智地采取非法途径索赔等现象，导致矛盾升级，破坏社会秩序。此外，还应该要求各医疗机构建立完善的患者接待制度，既包括随时为患者提供咨询服务，也包括医院领导与相关部门定期接待患者，倾听患者心声，及时改进医院的管理与服务工作，更好地维护患者权益。

最后，提供患者权利救济手段。西方法谚说，"没有救济就没有权利"。对于在就医过程中权利受到侵害的患者，法律应该提供合适的渠道与平台，保障其能够通过方便、快捷、有效、低成本的途径尽快得到合理、充分的救济。为此，在对于医疗纠纷的处置方面，应该建立和完善医疗纠纷的预防与处置综合机制。从我国现行患者权利救济制度体系的运行情况看，除了诉讼方式以外，尤其需要构建医疗纠纷的非诉讼解决途径，确定第三方调解、仲裁等多种方式的可适用性，以更好地解决不同情况下发生的医疗纠纷。医疗纠纷的诉讼和非诉讼解决方式结合的综合机制可以弥补现有患者权利救济方式存在的不足，促使有过错的医方依法及时地承担损害赔偿责任，从而有效地维护患者的正当权益。

2. 制定完善的"医疗机构管理法"

医疗机构是医患关系的重要参与者，是主要的义务承担者，在提供医疗卫生服务、建构和谐医患关系中起着举足轻重的作用。因此，加强医疗机构管理的重要性不言而喻。应该在修改、完善《医疗机构管理条例》基础上，出台"医疗机构管理法"，大力强化与改进对医疗机构的管理。根据现行《医疗机构管理条例》的内容，需要重点确立与完善对医疗机构的监督制度、对医疗过错的惩戒制度。

在对医疗机构的监管方面，应该理顺卫生行政、发改委、财政、工商管理等主管部门之间的关系，突出卫生行政部门的监管职能，明确监管职责，强化监管能力，提高监管水平，切实改变目前政出多门、"谁也管，却都管不好"的局面。建立患者及社会人员监督制度，尤其是赋予患者监督医疗服务的权力，使患者成为监督医疗服务的重要主体。患者有权参与医疗服务过程重要环节的讨论或现场监督，也可以对医疗服务过程的诊断、治疗及其他服务环节进行审查。医方有义务向患者或患者代理人提供必要的相关信息资料。医疗机构还需要加强自我监督管理，设立专门的监管部门，重点对医务人员的服务情况，包括服务态度、服务质量、医疗规范的遵守、廉洁行医等方面进行检查与督促，努力做到及时发现问题与妥善处理问题。总之，要在整体上形成卫生行政部门负责医疗服务的要素、条件与结果监督，患者负责医疗服务过程监督，医疗机构进行自我监督，学术团体、中介组织、新闻媒体协助监督的监管体系。

在对医疗过错的惩戒方面，应该坚持"警示在先、惩戒在后，预防为主、处罚为辅"的原则。目前我国尚未形成完善的医疗过错惩戒制度，对于相关责任人的处罚只是根据刑法关于"医疗事故罪"的规定，以及参照"行贿、受贿"的有关规定执行，不利于惩治违法违规行为，形成健康、良性的医疗环境。应该从医疗服务工作的实际出发，参照《治安管理处罚法》《刑法》等的规定，根据医疗过错人员的主观恶性、危害后果与具体情节，对其分别处以警告、通报批评、记过、开除、吊销执业资格，以及承担刑事责任的处罚。对于"医疗事故罪"的相关责任人，需要根据主观恶性、危害程度、犯罪情节等方面进行处罚，对于影响极坏、危害极大的情形应该加重法定刑，做到罚当其罪，确保法律的效力。

3. 改进医务人员业务能力提升制度

医务人员的业务能力不断提升，是促进医疗卫生事业发展、保障患者权益、建构和谐医患关系的基本前提。医务人员业务能力提升制度，是医疗卫生制度体系的重要内容。改进与完善这一制度，需要在现行法律制度的框架中，建立、健全医务人员执业资格标准、系列职称评审标准、岗位定期考核标准的调整机制。随着医学的发展，我国整体医疗水平的提高，以及根据医疗实践的需要，国家有关部门应该在学历层次、专业结构、人文素养、实践能力等方面对医务人员执业资格标准、职称评审标准提出更高、更严格的要求，努力建设一支高素质、高水平的医疗人才队伍。为此，应该建立与完善医疗工作激励机制，加强针对医务人员的定期考核，按照宏观情况的变化适时提高考核标准与考核要求，促进医务人员业务能力与综合素质的不断提升。

同时，还要建立、健全医学继续教育的管理制度，明确医疗机构支持与帮助医务人员参加医学继续教育、医务人员积极参加医学继续教育的法律责任，不断完善教育内容结构，强化管理与监督，保证继续教育取得实效，为促进医务人员的成长提供不竭的源泉。

4. 完善医疗纠纷处理机制

医疗纠纷处理机制是对权利遭受侵害的当事人进行救济的方式与手段，对于保障医患双方的合法权利、缓解医患冲突、实现医患和谐具有重要的意义。我国医疗纠纷的现行处理机制存在弊端，完善这一制度的重点是从我国医学发展的实际出发，进一步完善医疗纠纷的非诉讼解决机制。

非诉讼解决机制，也称诉讼外纠纷解决、替代性纠纷解决，译自英文"Alternative Dispute Resolution"（缩写为 ADR），"是指法庭审理之外通过仲裁、调停等非诉讼形式，由第三人参加，自主解决纠纷的方法、机制的总称"。① 这一概念最早出现在 20 世纪 30 年代，是美国社会当时诉讼外解决劳动纠纷的一种方法，后来逐步发展成为诉讼外各种纠纷的解决机制，现在已经在世界各国得到广泛应用，对于解决各国社会矛盾与纠纷起到了非常积极的作用。时至今日，美国大约 85% 的医疗纠纷主要通过 ADR 得到解决。② 在英国、德国、日本、法国、韩国以及我国台湾地区，ADR 都已经成为解决医疗纠纷的主要方法与机制。

在我国，近年来政府与社会一直致力于完善医疗纠纷的非诉讼解决机制的探索。先是山西、安徽、江苏、北京等地出现了依托于司法局、居委会、医疗保险公司或纯民间性质的第三方调解机构，之后其他地区纷纷效仿。目前，在大多数省市成立了医疗纠纷人民调解委员会，为医患双方实现充分沟通、公平合理地处理各种问题提供了合适的平台。具体地说，第三方调解机制的主要作用在于：构建医患纠纷的缓冲带，降低医患纠纷解决的综合成本，缓解诉讼方式承受压力、节约司法资源。但是我国各地的第三方调解机制主要是政府基层部门、社会组织或者人民群众自发建立起来的，不可

---

① 马辉. 浅议医疗纠纷非诉讼解决模式［J］. 中国卫生法制，2009，17（6）：27 – 29.
② 张新华，王素芳，杨自根. 论完善我国医疗纠纷的非诉讼解决机制［J］. 医学与法学，2010，2（3）：17 – 20.

避免地存在诸多问题。例如，大多数调解机构属于民间组织，缺乏充足的资金保障，除了依托于保险公司的调解组织不存在经费困难外，其他调解组织的生存都有问题；有些机构成员良莠不齐，影响了调解工作的质量与目标的实现；有的机构实际上由政府操控，衍生出腐败、效率低下等问题。

可以借鉴国内外成功经验，通过法律制度对于正在蓬勃发展的第三方调解机构进行规范。一方面，确认第三方调解机制在处理医疗纠纷中的积极作用，鼓励政府基层部门、社会组织、人民群众依法成立医患纠纷调解机构，促进医患纠纷的解决；另一方面，对于这些调解机构的法律地位、具体职责、成员构成、工作方式、行为规范、经费来源、监管部门等做出明确的规定，实现调解医患纠纷行为的规范化、制度化。地方政府部门应该积极扶持第三方调解机构的发展，可以通过地方财政提供帮助、鼓励社会捐赠与公益赞助，或者允许适当收费等渠道，解决经费短缺问题。同时，政府部门应该加强引导作用，经常对调解机构成员开展业务能力培训，提高他们的法律素质、道德素养，以及处理医患纠纷的能力，确保医患纠纷理性、顺畅地得到解决。

完善医疗纠纷的非诉讼解决机制，还应该积极发挥仲裁制度的作用。从医疗工作实践情况看，在发生的医疗纠纷中，只有极少数属于重大医疗责任事故，绝大部分属于民事纠纷，纠纷的最终解决往往都要落实到经济赔偿上。从纠纷的性质来看完全符合《仲裁法》的管辖范围，可以适用仲裁制度作为解决医患纠纷的重要渠道，同时也比较适合通过民事调解方式来解决问题。具体来说，在纠纷产生后，医患双方既可以选择仲裁，也可选择直接诉讼方式来维护自己的权益，而一旦选定仲裁，仲裁裁决结果即为终局裁决，当事人不能再到法院提起诉讼。因而，相对于诉讼方式，仲裁具有时间短、成本低、效率高的优势；相对于调解与和解方式，仲裁更加规范，且具有较高的权威与效力。但是，仲裁制度也存在一些弊端，例如，出于对专业知识与法律素养的要求，仲裁人员一般由法律界人士和医学界人士担任，无法根本解决"立场中立"的问题。

而且，选择仲裁方式，意味着当事人可能失去了另一救济途径——诉讼，在对仲裁结果严重不满时却无处申诉，在一定意义上可以说得不偿失。因此，相对而言，第三方调解机制更加有利于维护患者的权益，更能够体现以和为贵的价值目标，应该成为非诉讼解决机制的最主要的方式。

第十章
建设高水平的医院文化

医院文化建设是医院建设与医院管理的重要内容。医院文化作为一种精神价值观，反映广大医护员工的精神面貌，体现医院的综合实力，是凝聚医院核心竞争力的活化剂，在很大程度上决定着医院在激烈的医疗行业竞争中的成败。建设高水平、具有鲜明特色的医院文化应该成为每一家医院的重要任务。

一、医院文化的内涵

1. 文化的内涵

"文化"一词，在我国古代就已经存在，最早源自《易传·贲》中"观乎天文，以察时变；观乎天文，以化成天下"。"文"与"化"合成一个词，最早见之于西汉刘向的《说苑·指武》中"凡武之兴，为不服也，文化不改，然后加诛"。当时的"文化"主要指文治教化、礼乐典章制度等与武功对立的统治管理方法。今天我们所说的"文化"，主要是源自英语中的"culture"，最初含有种植、耕作、居住、动植物培育等意，后来学者们从不同的学科与视角进行解读。时至今日，人们对于文化的定义仍然见仁见智，难以达成完全一致的看法。学术界普遍接受的观点是"两分法"，即文化可以分为广义的与狭义的两种，前者指人类历史发展过程中物质

与精神力量所达到的程度与方式；后者特指以社会意识形态为主要
内容的观念体系，包括宗教、政治、道德、艺术、哲学等方面。根
据文化的具体内容，一般可分为四个部分：物质文化、精神文化、
行为文化、制度文化。

2. 医院文化的内涵

医院文化作为文化的一种特殊形式，也有广义与狭义之分。广
义的医院文化泛指医院主体（医院工作人员）和客体（患者及家
属）在长期的医疗活动中共同创造的物质财富和精神财富总和。狭
义的医院文化指医院在长期医疗活动中逐渐形成的以人为核心的文
化理论、价值观念、生活方式和行为准则等精神文化，即医院软文
化。① 根据主体与存在状态的不同，医院文化常常被分为硬文化和
软文化两大方面。医院硬文化主要指医院中的物质状态：医疗设
备、医院建筑、医院环境、医疗技术水平和医院效益等有形的东
西，其主体是物。医院软文化指医院在历史发展过程中形成的具有
本医院特色的思想、意识、观念等意识形态和行为模式以及与之相
适应的制度和组织结构，其主体是人。医院硬文化是医院软文化形
成和发展的基础；而医院软文化一旦形成则对医院硬文化具有反作
用。两者是一个有机整体，彼此相互制约，又互相转换。

在具体内容上，医院文化主要包括四个方面：

（1）医院物质文化。物质文化是一种物质形态的文化，是整个
医院文化的基础与外在表现形式，主要由院容院貌、就医环境、医
疗设施、技术水平、医务人员的仪容仪表等硬件所构成，属于硬件
文化范畴。物质文化尽管处于医院文化中的浅表层次，却是任何一
家医院存在和发展的物质技术前提，同时也是医院形象和实力的外
在体现，能够客观地反映出医院的综合实力与发展水平。因此，医
院文化建设一般首先要从改进医疗设施、提高技术服务水平、优化

① 郭航远，马长生，霍勇，钱菊英. 医学的哲学思考［M］. 北京：人民
卫生出版社，2011：170-171.

患者就医环境等"硬件"开始。

（2）医院行为文化。行为文化指医务人员在医疗实践中，包括在为患者提供诊疗服务以及医务人员内部交往的过程中，产生的活动文化。医务人员的一言一行、一举一动，都向患者与社会传递出关于医院发展状况与服务内涵的某种信息，是医院文化最生动、最直接的展示。易言之，行为文化既是精神文化的动态反映，又是物质文化的必要补充，集中体现了医院的经营状况与员工们的精神面貌，是医院文化建设中比较直观和具体的方面，是开展日常医院文化建设最主要的内容之一。

（3）医院制度文化。制度文化是通过做出明确的规定，对医务人员的行为进行一定限制与约束，使之规范化，从而把看不见的思想情操、道德规范、价值标准、行为取向等变成看得见、可操作的制度形态，最终在医务人员个体身上形成一种习惯性意识并产生约束力。制度文化最主要的表现就是医院制定的各项具体规章制度以及国家颁布的相关法律法规。它是一种强制性的文化，为物质文化与行为文化提供强有力的支撑，是医院文化走向成熟的表现。随着医院现代化程度的提高，医院分工越来越细，工作越来越复杂，协作越来越紧密，制度文化更显得尤为重要。

（4）精神文化。精神文化是医院文化建设的核心内容和最高境界，主要指医院的价值观、经营理念，以及全体医务人员在长期医疗实践中形成的共同的思想情操、道德规范、价值标准、行为取向等方面的总和。精神文化意味着全体医务人员共同一致的信仰、同一归属的标志、协同发展的灵魂，是医院生存与发展的精神支柱。作为医务人员，对患者的帮助不仅仅依靠发挥医疗技术措施的作用，而且需要加强与患者的沟通，依靠同情心、关切和高度负责的态度，尊重患者，充分发挥患者积极参与治疗的主动作用。简言之，精神文化建设就是把一定的制度文化、行为文化内化为广大医务人员的一种基本素质，转化为思想意识上与行为上的自愿、自觉，实现医务人员人格上的升华。

二、医院文化建设对医患和谐的重要意义

1. 高水平的医院文化是实现医患关系和谐的基本条件

实现医患关系和谐的基本前提，一方面是医务人员为患者提供较高质量和较高水平的医疗服务，帮助患者战胜疾病，恢复健康；另一方面是医院良好的人文环境，即医务人员具有高度的责任感、同情心，关心、体贴患者，使患者受到应有的尊重，其正当权益得到充分保障。影响和决定这两个前提实现的主要因素有：一是完善的物质条件，主要包括比较先进的诊疗设备、良好的就医环境、医务人员医疗技术水平的充分发挥以及医院整体"质量链"的有效链接。二是健全的制度保障。必须从医院的实际出发，制定与实施规范、有序、科学的医疗规章制度和管理制度，对医务人员的行为进行限制与要求，充分发挥物质条件的效用。三是良好的服务行为。医疗服务行为是规章制度得到贯彻的具体体现，医务人员除了遵守医疗制度，还应该受到道德的约束，在此基础上为患者提供最优质的服务，维护患者的正当权益。四是精神动力支持。精神文化主要体现为非技术因素对医患关系的影响，主要包括医院职业道德水准、基本法律素养、员工工作态度、行为方式以及长期养成的求学治学的精神，概括地称为"医德医风""工作作风"和"学风"。以上四个因素恰恰构成了医院文化的主要内容，说明医院文化贯穿于整个医疗过程，是保障患者利益、构建和谐医患关系不可或缺的重要力量。

2. 高水平的医院文化是培养合格医务人员的肥沃土壤

医务人员是医患关系中居于主导地位的一方，在建构和谐医患关系过程中扮演着最重要、最关键的角色。医院文化建设从更高的层次上来讲，也是"人"的建设。作为一名合格的医务人员，不仅需要较高的医疗技术水平，还需要具备较高的职业道德修养、严谨求实的工作作风和充满仁爱之心的人文素质，以及高超的医患沟通技巧。只有在优秀的医院文化土壤中，才能培育出全方位发展、德

技双馨的高素质医学人才；科学、健全的医院规章制度对医务人员的行为具有引导与约束作用，有助于其职业道德品质的锻造与提升，促进其形成良好的为习惯与优良作风；对患者文明、礼貌的言行举止，严谨、规范的医疗行为，密切协作、团结互助的工作作风，为每一名医疗工作者提供了良好的环境与氛围，对他们的成长产生榜样的力量，起到潜移默化的促进作用；先进医院文化对于医院精神、办院宗旨、服务理念的阐释，对爱岗敬业、视患如亲、乐于奉献等优良品质的宣扬，对医德医风建设与科学人生观、价值观的倡导与要求，都有助于培养和塑造广大医务工作者的精神文化素质，促进个人的全面发展。

3. 高水平的医院文化促进医疗服务质量与水平的提高

确保医疗服务的质量与水平，是建构和谐医患关系的基本条件与重要前提。随着人类社会的发展与进步，特别是"生物 - 心理 - 社会"医学模式的形成，"疾病"与"健康"的概念被赋予了全新的内涵——两者不仅具有生理学意义，更具有心理学与社会学意义。因而，医院与医务人员如果仅仅依靠医疗专业技术水平的提高，根本无法完成肩负的使命。只有既符合医学科学原则又符合人性要求的治疗，才是最完美的治疗。在新的历史背景下提高医疗服务质量与水平，必须转变服务理念，强化服务意识，不断完善服务内容，在提供优良专业技术服务的同时高度注重对患者的人文关怀。井然有序、文明卫生的就医环境，医务人员和蔼可亲的笑容、规范得体的言行举止，细致入微、富有人性化的服务内容，都是高质量、高水平医疗服务的固有含义，是体现患者利益、促进医患和谐的必然要求。另外，优秀的医院文化也可以为医务人员营造一个和谐的工作氛围和共同奋斗的愿望，促进全体员工的密切协作、不断进取，从而有助于提高整体的医疗水平，提升医疗服务的质量与水平。

4. 高水平的医院文化积极推动医疗规章制度落到实处

各项医疗规章制度的贯彻与落实，是提升医疗服务水平、实现医患和谐的重要保障。医学科学经过漫长的发展，已经形成一整套比较完整、规范的医疗规章制度，对医务人员的诊疗服务行为提出了明确的要求。在日常医疗实践中，之所以出现这样那样的医疗缺陷、医疗差错和医疗事故，导致医患关系紧张，医患纠纷频发，在很大程度上是由于医务人员没有很好地遵守与执行医疗规章制度，没有严格地按照各项规定与要求办事。高水平的优秀的医院文化，一方面要求医院自身健全、完善的医疗规章制度内容；另一方面又通过医德医风建设，通过科学世界观、人生观、价值观的塑造，以及各种先进人物与模范事迹的感染与带动，提高医务人员执行规章制度的自觉性和积极性，形成遵章守制、严肃认真、一丝不苟的医疗作风。这样，不仅可以节约医疗管理成本，提高管理效能，还可以及时堵塞工作中的疏漏，极大地提高医疗服务的质量与水平，确保医疗安全，有助于减少医疗纠纷，创建和谐的医患关系。

5. 高水平的医院文化是实现医患关系和谐的"耦合剂"

高水平的优秀的医院文化，必然要求牢固树立"以患者为中心"的价值取向和服务方向，把患者满意与不满意作为衡量医院工作优良劣差的根本标准。医院在日常工作中十分注重对医务人员进行医疗专业技术培训和职业道德教育，要求医务人员技术全面、精湛，工作认真负责，努力确保每一项治疗措施都能够取得较好的效果；在服务态度上视患如亲，对患者充满深切的同情，无微不至地关心患者，为之提供热情周到的服务。同时，医务人员还应该善于与患者进行沟通，能够取得患者的信任，促进医患之间形成融洽的关系。在这样的环境中，医务人员在工作中即便出现一些失误，也会得到患者及家属的谅解，或者可以通过一些渠道理性地解决医患纠纷，避免矛盾的进一步激化，从而保证医患关系在总体上处于比较和谐的状态。

6. 高水平的医院文化有助于推进新型医患关系的建立

高水平的医院文化所倡导的新型医患关系，就是适应现代社会发展与医学科学发展的需要，以最大限度地为患者提供服务为中心，使医患双方能都得到充分尊重，有利于激发双方积极性的医患关系。具体来说，高水平的优秀的医院文化，要求改变以往医务人员处于主导地位而患者只能被动参与的医患关系模式，建立医患双方地位平等的新型医患关系，充分体现"以人为本"的核心理念。在新型医患关系中，医务人员积极指导治疗，患者主动合作参与，医务人员既重视病也重视人，既重视生理治疗也重视心理治疗，同时还关注患者的社会需求。建设高水平的医院文化的一个重要内容，就是要转变传统医疗观念，强化服务意识，建构新型医患关系，这既是促进医院各方面事业健康发展的需要，也是建构和谐医患关系的重要条件。

三、我国医院文化建设的现状与问题

20 世纪 80 年代中期，随着对外开放的逐渐深入，西方国家的企业文化理论被引入我国，在改革发展的实践中开始了大胆尝试，给我国企业的发展带来前所未有的生机和活力，也引起了医学界的高度关注。南京中医药大学印石教授发表《研究医院文化：时代的呼唤》一文，引发了医学界研究医院文化的热潮，为开展医院文化建设奠定了基础。90 年代初，美国哈佛大学教授约瑟夫·奈提出了"软实力"的概念，文化作为一种重要的软实力在世界范围内引起了广泛关注。之后，文化决定着企业的活力和寿命，逐渐成为一种企业管理的共识。同样，对于医院来说，"优秀的医院文化"也是提升医院竞争力的关键，是医院软实力中最核心的内容，得到医学界与管理学界的高度认可。许多医院，特别是一些现代化程度较高的大医院，无不把充分发挥医院文化"以人为本，以文化人"的作用视为加强医院管理工作的重要内容。医院文化通过不同的形式、不同的路径纷纷在各医院开展起来。

在我国医院文化作为一种"舶来品"，属于新兴事物，当前的医院文化建设实践仍然存在一些问题，主要表现在以下几方面：

（1）对于医院文化建设的重视程度不够。无论是医院的管理者还是普通的医务人员，都有为数众多的人思想观念依然比较陈旧，存在比较严重的技术至上倾向，忽视精神文化的重要性。在他们看来，医院的职责就是运用医疗技术治病救人，其他事情都无足轻重甚至是可有可无的，"怎样为患者服务""应该遵守哪些行为规范""如何实现医患关系和谐"都常常被忽略。还有一些医院管理者过多地追求经济效益，注重规模发展的数据效应，热衷于盖高楼搞装修、添置高档医疗设备和聘请高精尖人才，对医院精神文化与软实力的培育却投入很少，对于如何营造先进的医院文化、培育和提升医院核心竞争力缺乏深度思考。此外，当前医院文化建设还存在一个严重偏差，就是在设计和制定医院文化过程中作为文化建设主体的普通职工参与较少，似乎成了医院管理层、决策层少数人的专利。结果是多数员工对医院文化存在疏离感，觉得医院文化建设跟自身并无多少关联，导致医院精神、办院方针、办院宗旨、发展目标等理念文化，以及院标、院徽、医院形象等器物文化往往只是停留在文字上，而不能真正成为广大员工共同的价值观和行为准则。

（2）对于医院文化建设存在认识上的误区。尽管建设医院文化已经成为一种趋势和潮流，但是很多医院管理者与医务人员并不了解医院文化的深刻内涵，没有真正认识医院文化的本质和作用，甚至将其与思想政治工作和精神文明建设混为一谈，认为医院文化建设只是医院领导与政工人员的事情，用做思想政治工作的方法与思维来开展医院文化建设。在医院文化建设的内容方面，一些人将其狭义地理解为职工的文化生活、文娱活动，似乎宣传医院的制度与理念，组织各种知识竞赛、演讲比赛、辩论赛，以及举办各种艺术欣赏活动、读书活动等文体活动，就可以了。还有的医院领导认为建设医院文化就是刷刷标语、口号、警句、格言等。在医院文化形成方面，有的人认为医院文化是随着医院的发展自然而然形成的，无需刻意地培育与打造，从而放弃了在建设优秀的医院文化方面应该做出的努力，怠于进行积极的创新与探索。凡此种种，导致医院文化被严重简单化、庸俗化，对医院发展产生的不利影响是显而易见的。这种局面如果得不到尽快改善，医院文化建设必然无法被纳入医院管理工作之中，"以人为本，以文化人"的核心管理理念就很难在医院管理中发挥作用。

（3）医院文化建设流于形式。出于对医院文化的片面认识，或者由于对医院文化建设缺乏深思熟虑与科学、深入的探索，导致在医院文化建设过程中存在比较严重的形式主义倾向。一些医院管理者已经认识到医院文化建设的重要性，设计并提出了医院的发展理念、价值观以及医院的愿景等内容，但是在具体的落实方面缺乏严谨、细致的规划与部署，常常表现得过于简单与肤浅，只能停留在组织各种文体活动以及宣传牌上的格言、警句、标语、口号上。例如"救死扶伤""团结奋斗""院兴我荣、院衰我耻""质量建院，科技兴院"等都是使用频率极高的精神口号。由于无法将价值观有效转化为员工们的实际行动，也没有制定切实可行的制度作为保障，"止于知，疏于行"，那些时髦的标语与口号也就只能成为毫无意义的空话。还有的医院存在着盲目崇洋、照搬国外模式的现象，在医院文化建设中搬照抄美国、日本等国家的先进企业文化理论及先进医院文化，而不考虑是否适合中国国情，是否符合自己医院发展的实际，一味地"东施效颦"，最终出现水土不服的结果。

（4）医院文化建设缺乏系统设计。医院文化建设是一项非常复杂的系统工程，必须经过对医院发展的内外环境进行充分分析评价，制定相应的发展战略，在此基础上有目的、有计划、有步骤地开展医院文化建设。然而，不少医院在医院文化建设过程中，由于对医院文化在认识上存在误区，或者急功近利思想作祟，并不结合本单位实际开展深入细致的调查与论证，缺乏科学的顶层设计，只是"跟着感觉走"，单纯地根据医院领导的主观想象与个人好恶，盲目地对医院文化发展方向进行定位，或者追时髦赶潮流，照搬其他医院的文化模式。通过这种急于求成、一蹴而就的方式构建医院文化，不可避免地产生这样那样的问题，造成极其不良的后果。最主要的一点是，这样的医院文化根本无法引起全体员工的共鸣，得不到他们的理解和认同，"而这种心理认同的缺乏，又会导致价值观向职工个体内化的障碍，无法形成共同的价值取向和行为标准，文化的发展必然是病态的"①。

（5）医院文化建设的雷同化。医院文化建设是医院管理活动的重要方面，以最大限度地提高医疗服务质量与服务水平为目的，因而要求既要反映医疗行业的普遍特点，又要体现自己单位的个性与要求。北京同仁堂药店创始人乐显扬在创业过程中，从自身发展的实际出发，提出并践行在当时富有特色的"诚、信、德"经营理念，做到药品质量货真价实、服务热情周到、童叟无欺，信誉蜚声海内外，形成了著名的同仁堂品牌文化，保证了同仁堂发展历经几百年而不衰。但是，在今天的医院文化建设实践中，不少医院存在非常严重的盲目跟风现象，不仅忽视了本医院的具体实际，也淡忘了医院文化的本质要求与肩负的使命。这样的医院文化千院一面，不能够反映本医院独特的内涵和品质，所提出的医院精神、服务理念、行为规范，只是互相套用，缺乏自身特色，即使是医院文化的载体也是形式老套的面孔。其中最主要的表现是，不少医院文化建设的内容几乎无一例外地体现为设计院徽、谱写院歌、归纳医院精神和开展各种活动，大多数医院在建筑外形、病房装饰、医院色调、医护人员着装等方面也相差无几，明显缺乏创意与个性。医院文化建设由于缺乏独特的文化内涵，因此也很难融入到医院的日常工作之中，不能够引起员工们的共鸣，对他们产生吸引力，结果必然是导致文化建设实际上处于孤立无援的境地，并且游离于医院管理工作之外，难以取得明显成效。

---

① 孙亚林，李斌，王向东. 医院文化建设中的误区［J］. 中国医院管理，2002，22（10）：57 - 59.

四、建设高水平的现代医院文化

（一）医院文化建设的理念

1. 以人为本

医院文化在本质上属于企业文化的范畴，而企业文化的核心理念是"以人为本"，医院文化更是如此。医院文化归根到底是"人"的文化，充分重视并发挥人的因素的作用，是医院顺利获得发展的首要条件。具体来说，医院文化建设中的"以人为本"主要体现在两个方面：以患者为中心，以员工为主体。

首先，医疗工作的基本宗旨是"治病救人"，决定了医疗工作必须"以患者为中心"，为促进患者的身心健康提供力所能及的服务。特别是随着人类社会的进步和医学技术的不断发展，医学模式由原来的生物模式转变为"生物-心理-社会"医学模式，患者心理因素、社会外在力量对身体健康的影响受到高度关注，意味着医疗工作的中心从疾病向患者转变，要求医院的一切工作和条件最大限度地满足患者的服务需求，努力维护患者的正当权益，具体体现在医疗服务内容、服务程序、服务环境、服务态度、服务技术和服务行为等方面。

其次，以人为本还体现为在强化医院管理、促进医院发展中应该"以员工为主体"。马克思深刻地指出，人是生产力中最活跃、最具变化性和能动性的因素。人力资源管理学也认为，人力资本是一个组织发展的最重要的资本。在医院的人、财、物等各种要素中，人是促进医院发展的首要因素，不断提升医务人员的综合素质，调动他们的积极性是医院管理工作的关键所在，也是医院文化建设的重要内容。医院管理者应该为广大员工创造良好的工作环境与心理环境，通过人事制度与分配制度改革为员工的自我实现、自我发展创造有利机会和广阔空间，提供比较优厚的待遇，促进他们主观能动性的充分发挥，最大限度地激发他们的成就感与创新精神。

2. 讲求诚信

古人云，人无信不立。讲求诚信，历来是最基本的社会道德规范之一，在调整人际关系、规范社会秩序方面发挥重要作用。对于医院来说，诚信也是最大的无形资产和核心竞争力。由于在信息占有方面的严重不对称，患者在医患关系中处于明显的劣势，医务人员必须真正做到受人之托、忠人之事。当前，导致我国医患关系紧张的一个重要原因就是医患之间信任关系的解体。唯有将诚信理念融入医院文化建设之中，使诚信真正成为全体员工行为的准则和规范，才能促进医院的良性、可持续发展，并实现医患关系的和谐。

具体到医疗服务中，患者的求医行为本身就隐含着对医生的高度信任，在接受诊疗过程中相信医生会自觉地把涉及患者健康和生命的利益，而不是将医生个人的利益放在优先的位置。正是在这个意义上，医患关系被认为是一种健康所系、性命相托的"信托关系"。在此基础上，患者不仅把自己的生命和健康托付给医务人员，对于自己的隐秘也不加隐瞒，暴露在医务人员面前。作为医务人员，必须充分尊重与维护患者的权利，尽最大努力为患者提供诚信服务、优质服务，不折不扣地执行自己的服务承诺，善意地尽其所能保障患者的利益，避免大检查、大处方等过度医疗以及侵犯患者权利现象的发生。只有这样，才能实现医患之间的长期信任，使医院赢得长期的回报，能够持续、健康的发展。

3. 执行力理念

许多医院文化建设没有实现预期目标，甚至完全以失败告终，导致文化失灵，其中执行不力、各项制度与措施无法落到实处是一个非常重要的因素。医院文化建设应该培育有利于医院发展的执行力理念和行为方式，在制定与实施医院的发展战略、计划、制度等方面充分考虑社会与本单位的具体实际，使之能够得以顺利执行或实施。提升执行力的关键在于战略、运营流程和人员之间的有机结合，而三者实现有机结合的前提是具有科学的结合机制和高素质的人员。因此，医院文化建设需要把建立有利于提升执行力的机制放在首位，同时大力提高广大员工的素质和执行能力，确保医院文化相关理念、制度、措施得以贯彻与实施，真正达到文化建设的理想效果。

4. 创新与品牌理念

创新是社会发展的动力所在，也是文化发展的本质特征，没有创新，文化建设也就失去了活力与生机。克服当前医院文化建设中的雷同化现象，关键要依靠创新。医院管理者应该根据医疗卫生服务工作的本质属性和要求，密切联系单位自身的实际，建设具有鲜明特色的医院文化。医院文化建设应该加强医疗技术创新、增加特色服务，同时在理念与制度、文化载体、表现形式、具体内容等方面展现出新面貌，开辟一条个性鲜明、公众认同的医院文化之路。

品牌文化指以创新为前提，在社会上具有一定知名度和享有美誉的特色鲜明的文化。培育医院文化品牌，对外可以帮助医院创造有序、独特和统一的识别系统，提高医院的知名度和社会影响力，提升医院的地位与社会吸引力，为医院发展创造非常有利的外部环境；对内可以促进医疗技术水平的提高，同时在医院形成统一的价值观和价值标准，使全院上下达成共识，增强医院的凝聚力，从而全面提升医院的综合实力。品牌形象是医院文化的体现，是员工精神面貌与价值理念的集中展现，当今医疗服务行业与市场的激烈竞争，在很大意义上就是医院文化品牌的竞争。可见，打造优秀的医院文化品牌的重要性是显而易见的。

（二）医院文化建设的具体措施

1. 准确定位，建设适合自身的医院文化

医院作为治病救人的机构，必然具有医疗行业共通的基本属性以及需要共同遵循的运行规律、管理机制，体现了医院文化建设在一般意义上的普遍性。与此同时，每一家医院的具体类型、等级、规模、发展历史和所处地域环境各不相同，决定了它们的文化建设在内涵和表现形式上有其各自的特殊性。例如，综合医院和专科医

院、公立医院与私营医院、三级医院与基层社区医院的医院文化建设应该是不同的。各医院应该立足于自身的历史、现状、发展目标和医疗服务特色，尤其要厘清自身发展的发展目标与属性——是满足广大人民群众的基本医疗服务需求，还是满足某些特定就医人群的特殊需求，亦或是满足各种层次就医者的需要；医院的属性是公益性的还是盈利性的等。以此为基础，各医院才能在救死扶伤的共同目标下建设适合自己的、独具特色的医院文化。

2．塑造物质文化，树立良好的外在形象

医院物质文化首先表现为医疗技术水平的高低。高超的医疗技术是医患关系中最重要、最基本的条件，知名度较高的医生更容易取得患者更多的信任与配合，大量高、精、尖的医疗设备与完善的基础设施能够更好地为患者提供高质量、高水平的服务，对患者存在较大吸引力，甚至会左右患者的择医行为。此外，医院的环境状况，主要包括建筑物外观色调、内饰布局风格、环境绿地景观、公共设施的陈设、病房诊室的设备等，它是医院留给患者和员工最直观的第一印象，也是医院内在素质的外在体现，直接关系到医院的社会形象。因此，积极引进大批高素质的专业技术人才，购置先进的医疗仪器与设备，建设优美的医院环境，是医院物质文化建设的重要内容，对医院发展起着非常重要的作用。

3．提升制度文化，保障医院良性发展

制度文化属于中层次的医院文化，是医疗工作正常进行与医院健康发展的要求与体现。医院需要建立健全符合本院实际的、行之有效的项规章制度，如门诊急诊首诊负责制、危重患者报告制度、死亡与疑难病例讨论制度、三级查房制度等，严格执行岗位责任制及各项操作规程。国家机关应该进一步完善现有卫生法律制度体系，对医院与义务人员的行为做出更加具体、明确的规定，为依法行医、依法治院奠定制度基础。在完善立法过程中，还应该完善对医务人员执业资格与综合素质的要求，促进医务人员素质的不断提升，为医疗卫生事业的发展提供人才资源保障。

4. 规范行为文化，提高医疗服务水平

行为文化主要包括全体员工的仪容仪表、言行举止、精神面貌、气质风度等方面，是医疗服务质量状况最直接的体现与展示。医院要通过开展教育、培训活动，对医务人员进行文化渗透，对他们的一言一行做出规定与要求，建设体现知行统一的行为文化。医院要精心培育，严格管理，全面细致，建设体现丝丝入扣的细节文化。医院还要动员全体员工参加文化建设，使他们成为医院文化建设的主体，提高他们参与医院文化建设的自觉性和积极性，形成一个全员参与、共同建设的局面，共建共创群体文化。

5. 培育精神文化，凝聚人心增强活力

医院精神是医院在长期的医疗实践中逐步形成并为全体员工认可和遵循的群体意识，它是医院赖以生存和发展的精神支柱和根本动力，是医院文化的主体和核心。[①] 医院管理者应该依据社会发展和医院的实际，全面规划医院文化建设发展目标，制订近期和中长期建设计划。在具体工作中，加强培育，建立共同价值观念。首先要在医院内部通过各种宣传形式和舆论工具大力宣传，形成一种浓厚的舆论氛围。例如，医院院史教育、院训、院徽、院歌的宣传，对个人荣辱与医院兴衰之间利害关系的剖析，对医院发展方向和远景规划。同时，不断加强新时期理论学习，如社会主义荣辱观、医疗职业道德、医德医风规范，以先进的医院文化引领和影响全体员工的思想观念、价值取向、目标追求等。此外，还要通过宣传典型人物的先进事迹（如林巧稚、华益慰等）感染医院职工，善于发现本院发生的好人好事来启迪员工，激励广大医务人员坚守医院的文化精髓。

6. 创新文化理念，积极与时俱进

创新医院理念是医院文化建设的一项重大任务，是保持医院文

---

① 焦海波. 试述医院文化与现代医院管理的关系 [J]. 江苏卫生事业管理，2010，21（2）：65 - 66.

化生命力的根本所在。一是要树立科学化、规范化、智能化的管理理念，建立高质量、高效率、适合市场经济规律的医疗工作运行机制。医院管理者应该通过制定增长战略，确定增长目标，以保持源源不断的可持续发展的内在活力。二是树立积极努力、锐意进取的发展理念。医院的管理者要时刻保持强烈的忧患意识，保持清醒的头脑，不断坚持苦练内功、精于内涵、追求卓越、超越自我的发展理念，才能在激烈的市场竞争中占有一席之地。三是树立"技术精湛、服务一流"的服务理念。精湛的医疗技术、优质的医疗服务是医院赖以生存和发展的基础，也是吸引病人的有力手段。四是树立"拓宽医疗服务市场，促进医疗服务产业化"的营销理念。医疗市场的开放，医疗机构的多元化，使医疗消费者的自主选择性进一步增强，势必会造成医疗市场的重新划分，而加强营销、开发医疗服务市场已成为医院占有市场份额的根本。

参考文献

[1] 王一方，赵明杰. 医学的人文呼唤 [M]. 北京：中国协和医科大学出版社，2009.

[2] 郭航远，马长生，霍勇，钱菊英. 医学的哲学思考 [M]. 北京：人民卫生出版社，2011.

[3] [美] 罗纳德·蒙森. 干预与反思：医学伦理学基本问题（三）[M]. 北京：首都师范大学出版社，2008.

[4] [加] 许志伟. 生命伦理对当代生命科技的道德评估 [M]. 北京：中国社会科学出版社，2006.

[5] [英] 托尼·霍普. 医学伦理 [M]. 南京：凤凰传媒出版集团，2004.

[6] [美] 格雷戈里 E 彭斯. 医学伦理学经典案例 [M]. 聂精保，胡林英，译. 湘潭：湖南科学技术出版社，2009.

[7] 李建民. 生命史学——从医疗看中国历史 [M]. 上海：复旦大学出版社，2004.

[8] 杨淑娟，曾庆发，李冀宁，杨玲玲. 卫生法学 [M]. 长春：吉林人民出版社，2008.

[9] 孙慕义. 医学伦理学 [M]. 北京：高等教育出版社，2004.

[10] 王锦帆. 医患沟通学 [M]. 北京：人民卫生出版社，2013.

[11] 刘惠军. 医学人文素质与医患沟通技能教程 [M]. 北京：北京大学医学出版社，2011.

[12] 王明旭. 医患关系学 [M]. 北京：科学出版社，2008.

[13] 张登本. 内经的思考 [M]. 北京：中国中医药出版社，2006.

[14] 王庆宪. 医学圣典（黄帝内经与中国文化）[M]. 郑州：河南大学出版

社, 2003.

[15] 庄一强. 医患关系思考与对策 [M]. 北京: 中国协和医科大学出版社, 2007.

[16] 李本富, 李曦. 医学伦理学十五讲 [M]. 北京: 北京大学出版社, 2007.

[17] 符壮才. 医院管理与经营 [M]. 北京: 中国医药科技出版社, 2007.

[18] 王国斌. 浅谈现代医学模式下的医患关系与医院管理 [M]. 北京: 中国医药科技出版社, 2005.

[19] 皮湘林, 王伟. 医患关系物化困境的伦理思考 [J]. 湖北社会科学, 2001 (7).

[20] 张洪彬, 康永军. 新形势下医患关系的发展趋势及应对策略 [J]. 山东医药, 2005 (15).

[21] 冷明祥. 市场经济条件下医患矛盾的利益视角 [M]. 北京: 中国协和医科大学出版社, 2005.

[22] 徐萍, 王云岭, 曹永福. 中国当代医患关系研究 [M]. 济南: 山东大学出版社, 2006.

[23] 李燕. 医疗权利研究 [M]. 北京: 中国人民公安大学出版社, 2009.

[24] 侯雪梅. 患者的权利理论探微与实务指南 [M]. 北京: 知识产权出版社, 2005.

[25] 黄丁全. 医事法 [M]. 北京: 中国政法大学出版社, 2003.

[26] 柳经纬, 李茂年. 医患关系法论 [M]. 北京: 中信出版社, 2002.

后　记

医患关系是当代社会中一项重要的人际关系。建构和谐、良性的医患关系对于促进医疗卫生事业发展、维护社会稳定具有十分重要的意义。然而，改革开放以来，特别是随着市场化导向医疗卫生体制改革的实施，我国医患关系的发展似乎陷入了误区。医患关系持续紧张，医患纠纷频繁发生，各种矛盾日益突出，对我国的经济社会发展造成严重的负面影响，已经成为全社会高度关注的焦点问题。

尤其是近年来一系列伤医、杀医等极端恶性事件的发生，反映出医患关系的畸形发展到了令人匪夷所思的地步。21世纪以来，我国几乎每年都发生具有较大影响的患者伤害医务人员案件。例如，2012年3月发生的哈尔滨某大学附属医院患者杀医案，造成一死三伤的惨剧；2013年10月，浙江某地发生杀害医务人员案件，导致一死二伤；2014年3月，广东潮州发生患者家属绑架医务人员游街事件，在社会上产生了极其恶劣的影响。以哈尔滨某大学附属医院患者杀医案为例，据某网站调查显示，65%网民对事件的发生表示高兴，相当多的人对医生遇害表示幸灾乐祸。这实在令人感到不可思议，也伤透了广大医务人员的心。正如有人所言，医患关系已经到了伤不起的地步。

早在20世纪90年代，我国学术界开始对医患关系问题进行深入探讨，并取得了丰硕的成果。例如张金钟的《德与法有机结合——论和谐医患关系之建设》、王伟杰的《医患关系危机的法律思考》等文章，以及一些"医学伦理学"教材对于医患关系的定义、特点、类型进行阐述，从一个或几个方面探讨了我国医患关系存在的问题以及如何建构和谐医患关系。但是，时至今日，却少见全面、系统地研究医患关系问题的专门学术性著作，缺乏对解决问题路径的全方位探讨，缺乏对于医患关系问题的现状、成因等的深刻剖析。

撰写本书的目的是在我国医患关系面临困难的背景下，客观、全面地反映医患关系的现状，准确揭示医患关系困局的成因，比较科学地提出解决医患矛盾的路径与措施，为建构和谐医患关系提供有益的借鉴与参考。在写作过程中，笔者查阅了大量的文献资料，包括纸质的与电子的；多次到医院开展调研，与广大患者与医务人员进行深入的沟通、交流，对医患关系问题形成了比较全面、深刻的认识，为本书的创作奠定了一定的基础。在此过程中，深深感受到医务人员工作的艰辛、患者权利遭受侵害时的无助，充分认识了医患关系的复杂性与建构和谐医患关系的重要性。笔者愈发产生了一种使命感与责任感，鞭策自己继续努力，深入探究医患关系问题的本来面目，努力对各种问题做出科学的解答。

本书在撰写过程中，既继承、吸收了前人研究的大量成果，也在许多方面提出了一些独到看法，提出了一些积极的建议。前人的敏锐思考与执着探索让人受益匪浅，每当笔者思维十分贫瘠时，他们精辟的论述与深刻的理性思考总能给笔者提供启示力量支持。由于所占有资料的限制，以及笔者的能力所限，本书对于某些问题的论述不够深刻、全面，甚至可能存在不够正确的地方。但是，通过对我国医患关系问题进行深入探究，有助于深化人们对医患关系问题的认识，为破解医患关系困局提供一些借鉴与参考。希望本书的出版对建构和谐医患关系问题的研究能够起到抛砖引玉的作用，这是本书创作的预期目标。

　　在本书创作过程中，得到了领导、同事以及西南交通大学出版社的热情帮助和大力支持，在此表示衷心的感谢！

作者

2014 年 8 月 15 日于烟台